Ivianne Ortiz Sotolongo
Marcilia Cabrera Copa
Perla M Trujillo Pedroza

Programa educativo sobre enfermedades cerebrovasculares

Ivianne Ortiz Sotolongo
Marcilia Cabrera Copa
Perla M Trujillo Pedroza

Programa educativo sobre enfermedades cerebrovasculares

Repercusión en pacientes riesgo

Editorial Académica Española

Imprint

Any brand names and product names mentioned in this book are subject to trademark, brand or patent protection and are trademarks or registered trademarks of their respective holders. The use of brand names, product names, common names, trade names, product descriptions etc. even without a particular marking in this work is in no way to be construed to mean that such names may be regarded as unrestricted in respect of trademark and brand protection legislation and could thus be used by anyone.

Cover image: www.ingimage.com

Publisher:
Editorial Académica Española
is a trademark of
Dodo Books Indian Ocean Ltd. and OmniScriptum S.R.L publishing group

120 High Road, East Finchley, London, N2 9ED, United Kingdom
Str. Armeneasca 28/1, office 1, Chisinau MD-2012, Republic of Moldova, Europe
Printed at: see last page
ISBN: 978-613-9-46600-9

<u>**Título:**</u>

Programa educativo sobre enfermedades cerebrovasculares.

Repercusión en pacientes riesgo

Autores:

Dra. Ivianne Ortiz Sotolongo.

Residente de Tercer año de la Especialidad de Medicina General Integral.

Dra. Marcilia Cabrera Copa.

Especialista en 1er grado en Medicina Interna. Profesor Asistente. Máster en Enfermedades Infecciosas.

Dra. Perla M. Trujillo Pedroza

Especialista en 1er grado en MGI. Máster en APS. Profesor Asistente. Investigador Agregado

2024

RESUMEN.

La enfermedad cerebrovascular, accidente cerebrovascular o ictus, es una enfermedad compleja relacionada con la edad, de alta mortalidad y discapacidad a largo plazo. En Cuba constituyen la tercera causa de muerte. De enero a diciembre del 2023, se realizó un estudio de intervención cuasi-experimental para valorar la repercusión de un programa educativo en pacientes con factores de riesgo de enfermedades cerebrovasculares. De la población entre 50 y 60 años dispensarizada en el consultorio 11 como riesgo de enfermedad cerebrovascular se seleccionó una muestra de 35 pacientes por muestreo no probabilístico por criterios. Se observó un predominio del sexo masculino para un 54.3 % y el grupo de 55-60 años. El principal factor de riesgo encontrado fue la Hipertensión Arterial con 30 pacientes, seguido de la Diabetes Mellitus, para un 85.7 % y 51.4 % respectivamente. En el estudio 27 pacientes presentaron conocimientos inadecuados sobre los tipos de ictus y después de aplicado el Programa Educativo las cifras disminuyeron donde solo 6 pacientes reflejaron conocimientos inadecuados. Al aplicar el programa el 88.6 % presentaron conocimientos adecuados sobre los factores de riesgo. Se constató un cambio en el estilo de vida de los pacientes, al culminar la intervención el 45.7 % y el 71.4 % presentaron un mayor control de la Diabetes Mellitus y de Hipertensión Arterial respectivamente. La aplicación del Programa Educativo: "El Ictus en el siglo XXI" repercutió favorablemente en la muestra de estudio.

ÍNDICE.

INTRODUCCIÓN.

La enfermedad cerebrovascular, accidente cerebrovascular o ictus, es una enfermedad compleja relacionada con la edad, de alta mortalidad y discapacidad a largo plazo. [1] Las enfermedades cerebrovasculares conforman un grupo de afecciones de la vasculatura cerebral como resultado de una oclusión o ruptura de un vaso suplementario del encéfalo. Esto conlleva a una disminución del flujo sanguíneo cerebral con la consecuente afectación, de manera transitoria o permanente, de la función de una región generalizada del cerebro o de una zona más pequeña o focal. [2]

La historia de la enfermedad cerebrovascular es muy antigua. [3] En la antigüedad, iniciando por culturas remotas como la sumeria-babilónica, la egipcia y hebrea, se encuentran descripciones sugerentes de accidente cerebrovascular. Es así, que, en la Biblia, se encuentran escritos en el Libro de los Salmos, donde el rey David exclama: "Olvidada sea mi diestra y pégueseme la lengua al paladar". Asimismo, en la época histórica de la medicina, aparecen citas referentes a accidente cerebrovascular en papiros escritos por Edwin Smith alrededor del año 1550 a.C., en el libro de historia de Heródoto, en escritos dejados por Diógenes, así como en el Tratado de Medicina de Hipócrates en los años 460-370 a.C., aproximadamente.[4] Hipócrates, considerado el Padre de la Medicina, reconoció y escribió, para orgullo de los Especialistas en Neurología, sobre el derrame cerebral hace más de 2 400 años.[3] En el año 1620, el suizo Johann Wepfer fue el primero en identificar los signos cerebrales de los pacientes fallecidos por apoplejía, indicando que ésta, además de poder ser causada por una hemorragia en el cerebro, podía también estar originada por el bloqueo de una de las arterias principales que suministran sangre al mismo. Con el tiempo, se terminarían confirmando las hipótesis de Wepfer. [5]

La Organización Mundial de la Salud, clasifica el accidente cerebrovascular en isquémico y hemorrágico. El primero es producido por una obstrucción de un vaso sanguíneo, y el segundo, por ruptura, produciendo hemorragia intracerebral. [6] El 60 %

de estos eventos ocurren fuera del hospital. Aproximadamente el 87 % de los eventos cerebrovasculares son isquémicos y el 13 % hemorrágicos, y aunque el primero es el más frecuente, el segundo es el de mayor mortalidad, describiéndose así una mortalidad intrahospitalaria del 5 - 10 % y del 40 - 60% respectivamente. [7]

El riesgo de presentar enfermedad cerebrovascular depende en gran medida de la aparición de factores de riesgo, los cuales se clasifican en no modificables y modificables. El estudio de Framingham destaca los factores de riesgo como la dislipidemia; la hipertensión arterial que duplica el riesgo; el tabaquismo; la diabetes mellitus ya que aumenta en dos a tres veces la posibilidad de desarrollar enfermedad cardiovascular; la inactividad física, la hiperglicemia con valores superiores a 180 mg/dl o 10 mmol/l; los anticonceptivos orales aumentan la agregación plaquetaria aumentando la posibilidad de formación de coágulos. [8]

La hipertensión arterial es el factor de riesgo más importante tanto para la isquemia como la hemorragia cerebral, encontrándose en casi el 70 % de los pacientes con ictus. El riesgo de ictus se incrementa de forma proporcional con la presión arterial, tanto en varones como en mujeres, y en todos los grupos de edad. El 15 - 20% de los ictus isquémicos son de origen cardioembólico, representando la fibrilación auricular casi el 50 % de todos los casos, siendo una patología frecuente cuya prevalencia aumenta con la edad. [9]

Según la Organización Mundial de la Salud, 15 millones de personas cada año en el mundo presentan accidente cerebrovascular, entre ellas 5,5 millones mueren y otros 5 millones quedan con alguna discapacidad permanente [10,11], constituyendo la tercera causa de muerte en países industrializados (luego de las enfermedades cardiovasculares y el cáncer). Se afirma que esta enfermedad aumenta su incidencia después de los 60 años, cuando los procesos ateroescleróticos alcanzan su máxima expresión [12]. Es la causa de discapacidad neurológica más habitual en el adulto y más probable en las personas mayores de 65 años; esta situación afecta tanto a países de altos ingresos económicos como a los que están en vías de desarrollo. [3]

La incidencia de ictus a nivel mundial es de 200 casos por 100.000 habitantes/año y prevé un incremento del 27% en la incidencia del ictus entre los años 2000 y 2025, en relación con el envejecimiento de la población. [13] La incidencia de ictus en Europa, ajustada por edad, ha sido estimada entre 95 y 290/100.000 habitantes al año. Aproximadamente 1,1 millones de europeos sufren un ictus cada año; el 80% de los casos corresponden a ictus isquémico. Entre un 20 y un 35% de los pacientes fallecen durante el primer mes tras el ictus, y aproximadamente un tercio de los sobrevivientes pierde su autonomía. [14]

Se informan tasas de mortalidad de 61,5/100 000 habitantes en países desarrollados como los Estados Unidos de América, Francia, Alemania e Italia en los que se plantea que cada 53 segundos ocurre un evento de accidente cerebrovascular y una muerte cada 3,3 minutos. [3] En China, una encuesta epidemiológica confirmó que la tasa de mortalidad estandarizada para la enfermedad cerebrovascular ha llegado a 120.1 por 100 000 habitantes. [15]

La prevalencia de esta enfermedad en América Latina es alta. [8] En Latinoamérica se reporta una incidencia para enfermedad cerebrovascular entre 0,89-1,83/1000. Por otro lado, las cifras de prevalencia de enfermedad cerebrovascular están en un rango de 1,7 a 6,5 /1000. [16]

En Cuba las enfermedades cerebrovasculares constituyen la tercera causa de muerte, después de las enfermedades cardiovasculares y los tumores malignos. [3] La población cubana envejece, no crece y es probable que disminuya. La población de la tercera edad está cerca del 14 %, actualmente, la incidencia de enfermedades cerebrovasculares aumenta con la edad, y la mortalidad se incrementa exponencialmente con esta; lo que se duplica cada 5 años. En Cuba, las provincias occidentales y centrales son las de mayor riesgo por tener la población más envejecida del país. [17] Según el Anuario Estadístico en Cuba en el año 2019 hubo 10 152 defunciones con un aumento en el 2020 de 10 821 defunciones para dicha enfermedad [18], con una tasa bruta calculada en 96,6 por 100 000 habitantes, de ellos 5 618 fallecidos del sexo masculino (tasa bruta 100,9/10000) y 5203 del sexo femenino (tasa bruta 92,4/10000), una prevalencia de la misma de 6,8 por 1000 habitantes y el promedio de años de vida potencial perdidos por 1000 habitantes a causa de dicha entidad se estimó en 4. [19] En el Hospital Provincial Docente Clinicoquirúrgico Saturnino Lora Torres de Santiago de Cuba, en el período de 2016-2021 fueron atendidos 1 803 pacientes con el diagnóstico de accidente cerebrovascular, de los cuales 1 197 (66.3 %) correspondieron a la enfermedad cerebrovascular isquémica. [20] En Villa Clara la prevalencia de enfermedades cerebrovasculares en el 2020 fue de un 4,8 por 1 000 habitantes, con 757 defunciones, cifra superior al año 2019 donde la mortalidad fue de 668. [18] En el Policlínico "Marta Abreu", en el año 2019, se diagnosticaron 112 casos nuevos respecto a años anteriores y se mostró un alza en incidencia. [3]

En estudio realizado por Piloto Cruz en el Hospital Militar Central "Dr. Carlos J. Finlay, el 54,7 % de los pacientes eran mayores de 70 años y el 58,7 % del sexo masculino. El hábito de fumar se constató en el 87,7 % de pacientes con ictus aterotrombótico. Más del 80 % de los pacientes con ictus isquémicos y hemorrágicos, eran hipertensos. [12]

En el Consultorio número 11, Policlínico Manuel Piti Fajardo, Santo Domingo, las estadísticas anuales se comportan con igual similitud que en el resto de la población villaclareña, donde existe una alta incidencia y prevalencia de personas con factores de riesgo lo que incrementan el desarrollo de enfermedades cerebrovascular ya sea a corto o largo plazo. Dicho impacto de los factores de riesgo para las enfermedades cerebrovasculares y la escasez de información por parte de la población ha sido motivación crucial para la aplicación de un programa educativo planteando el siguiente problema científico:

¿Cómo repercute un programa educativo en pacientes con factores de riesgo de enfermedades cerebrovasculares del Consultorio No. 11, Santo Domingo, enero-diciembre 2023?

Hipótesis: Con la aplicación de un programa educativo que incluya conferencias, videos, audiovisuales y técnicas participativas en pacientes con factores de riesgo de enfermedades cerebrovasculares mejoran los conocimientos sobre dichos factores y se logran modificarlos.

OBJETIVOS.

Objetivo general: Valorar la repercusión de un programa educativo en pacientes con factores de riesgo de enfermedades cerebrovasculares. Consultorio No. 11 Santo Domingo, enero – diciembre 2023.

Objetivos específicos:

1.   Distribuir la muestra según edad y sexo.

2.   Identificar factores de riesgo de enfermedades cerebrovasculares según sexo en la población.

3.   Diseñar un programa educativo sobre factores de riesgo de enfermedad cerebrovascular.

4.   Determinar los conocimientos sobre enfermedad cerebrovascular, factores de riesgo de enfermedades cerebrovasculares antes y después de la intervención en la población.

5.   Comparar el comportamiento de algunos factores de riesgo antes y después de la intervención en la población en estudio.

MARCO TEÓRICO.

<u>Enfermedad cerebrovascular. Generalidades.</u>

La enfermedad cerebrovascular es un término jerárquicamente amplio. Es un síndrome que incluye un grupo de enfermedades heterogéneas con un punto en común: una alteración en la vasculatura del sistema nervioso central, que lleva a un desequilibrio entre el aporte de oxígeno y los requerimientos de oxígeno, [21] se considera como tal a todas las afecciones que ocasionan un trastorno del encéfalo de carácter transitorio o permanente causado por isquemia o hemorragia, secundaria a un proceso patológico de los vasos sanguíneos de cerebro. [16]

La Organización Mundial de la Salud define el accidente cerebrovascular como "signos clínicos de rápido desarrollo de alteración focal (a veces global) de la función cerebral, que dura más de 24 horas o conduce a la muerte sin otra causa aparente que la de origen vascular". Una definición actualizada del infarto del sistema nervioso central ha sido propuesta por la American Heart Association / American Stroke Association. El infarto del sistema nervioso central (incluido el infarto hemorrágico) se define como "daño del cerebro, médula espinal, o muerte celular de la retina atribuible a la isquemia, basada en: evidencia patológica, por imagen u otra evidencia objetiva de lesión isquémica focal cerebral, de la médula espinal o retiniana en una distribución vascular definida; o evidencia clínica de lesión isquémica focal cerebral, de la médula espinal o retiniana basada en síntomas que persisten $\geq$24 horas o hasta la muerte, y se han excluido otras etiologías ". [22]

La enfermedad cerebrovascular es la protagonista de importantes cifras de mortalidad en todo el mundo; se cree que por cada infarto que presenta síntomas hay 9 que se producen de manera silenciosa y que afectan el nivel cognitivo de quienes la padecen; esta patología se presenta en cualquier etapa de la vida. [23]

Los casos de enfermedad cerebrovascular, en general, han aumentado en los últimos años, tan solo del 1990 a 2010 pasaron de ser la quinta a causa de discapacidad a ubicarse en la tercera posición. [24]

El cerebro es el órgano responsable de procesar y almacenar toda información pertinente al funcionamiento del individuo. Sin el suministro de sangre las neuronas se tornan apoptóticas dando como resultado daño cerebral. El nivel de discapacidad varía según el tipo de accidente cerebrovascular sufrido, la parte del cerebro afectada y el tamaño del área dañada. [25]

<u>Enfermedad cerebrovascular. Clasificación.</u>

Según la clasificación del Instituto Nacional de Trastornos neurológicos e ictus de los Estados Unidos de América, publicada en 1990, existen cuatro variantes: asintomática, demencia vascular, encefalopatía hipertensiva y disfunción cerebral focal vascular. [16]

- Enfermedad cerebrovascular asintomática, es la que todavía no ha dado síntomas cerebrales o retinianos pero que ha provocado algún daño vascular demostrable.
- Enfermedad cerebrovascular focal que engloba:
  - Ataque transitorio de isquemia: cuadro clínico resultante de la interrupción focal y transitoria de la circulación encefálica, sin provocar necrosis y que provoca un déficit neurológico por menos de 24 horas.
  - Infarto cerebral: cuadro neurológico que se provoca cuando ocurre la muerte de una zona determinada del cerebro por falta de riego sanguíneo, como consecuencia de la obstrucción de la luz de la arteria por un coágulo
  - Hemorragia intracerebral.
  - Hemorragia subaracnoidea: es el cuadro clínico resultante de la extravasación de sangre en el espacio subaracnoideo o leptomeníngeo. La causa más frecuente es la

traumática y la segunda causa frecuente son los aneurismas arteriales tanto congénitos como adquiridos.

- Demencia vascular: todo cuadro que evolucione con deterioro global de las funciones intelectuales y que sea secundario a lesiones en el parénquima cerebral por alteraciones de origen vascular. Esta afección ocurre en el 20 % a 30% de todos los pacientes con enfermedades cerebrovasculares y ocupa el 15 % a 25% de todas las demencias

- Encefalopatía hipertensiva: se designa un síndrome agudo que se presenta con una hipertensión arterial severa, que sobrepasa el imite superior de la autorregulación. Es una consecuencia aguda o subaguda de la hipertensión arterial grave, es un trastorno cerebral potencialmente reversible.

Según la naturaleza los accidentes cerebrovasculares se dividen en hemorrágico e isquémico [26], siendo más frecuente el isquémico con un 70% (rango: 42-98%), seguido de la hemorragia subaracnoidea (20%, 0 a 45%), la hemorragia intracerebral (10%, 0 a 29%), y la trombosis cerebral (0.5 a 1%), más del 76% de los accidentes cerebrovasculares son eventos primarios; asimismo, el 85% son prevenibles. [1]

<u>Enfermedad cerebrovascular. Factores de riesgo.</u>

En términos generales, la Organización Mundial de la Salud define un factor de riesgo como "Cualquier rasgo, característica o exposición de un individuo que aumente su probabilidad de sufrir una enfermedad o lesión". Estudios epidemiológicos demuestran que la aparición de muchas de las enfermedades que conocemos no ocurre de forma aleatoria, sino que existen muchas causas involucradas, lo que hace necesario conocer la existencia y magnitud de la asociación entre esas causas y la aparición de las enfermedades. [4]

La enfermedad cerebrovascular es una enfermedad multifactorial que se manifiesta ante la presencia de una combinación de factores de riesgo, aunque no todos pueden estar presentes, pero que influyen, con el transcurso del tiempo con la probabilidad de que la persona padezca de esta afección. [27,28]

La carga de enfermedad que un factor de riesgo genera en la población depende de su prevalencia, de la intensidad de la asociación de dicho factor con la enfermedad y de su valor predictivo. Estos factores de riesgo son los responsables de una parte muy importante de las enfermedades cerebrovasculares en la población general. Además, los factores de riesgo se potencian entre sí y se presentan frecuentemente asociados. [9]

Muchos son los factores de riesgo identificados para la enfermedad cerebrovascular: los factores de riesgo bien documentados o confirmados modificables (hipertensión arterial, infarto de miocardio reciente, tabaquismo, anemia de células falciformes, ataques transitorios de isquemia previos, estenosis carotidea asintomática, hipercolesterolemia, consumo de alcohol, inactividad física, obesidad, factores dietéticos, hiperinsulinemia y resistencia a la insulina), los potencialmente modificables (diabetes mellitus, hemocistinemia, estados de hipercoagulabilidad, hipertrofia ventricular izquierda, infecciones, migraña y procesos subclínicos), los no modificables (edad, sexo, factores hereditarios, etnia, localización geográfica y nivel sociocultural), factores de riesgo menos documentados y potencialmente modificables (algunas cardiopatías, uso de anticonceptivos orales y consumo de drogas) y los no modificables (estación y clima). [3]

Es importante detectar pacientes con factores modificables ya que, aunque éstos no se puedan tratar, identifica sujetos de alto riesgo en los que la coexistencia de factores modificables exige su control enérgico, y son candidatos a otras terapéuticas preventivas. Por lo tanto, se distinguen dentro de los factores modificables más comunes: [9]

Hipertensión arterial: La Hipertensión Arterial es una afección en la cual la presión arterial presenta una elevación constante con valores iguales o por encima de los 140 Milímetros de mercurio (mmHg) de presión sistólica y 90 mmHg de presión diastólica. Así mismo, se considera que esta, es una enfermedad prevenible, que está catalogada como un factor de riesgo de las enfermedades cardiovasculares, las cuales, lideran las causas de mortalidad a nivel global. Esta condición, perjudica las arterias perforantes que se encargan de la circulación cerebral, las cuales se desligan con un ángulo de noventa grados de las arterias del círculo arterial cerebrales. [29] La hipertensión arterial, produce tasas elevadas de mortalidad en países con transición epidemiológica, demuestra un diagnóstico principal y común dentro de la enfermedad coronaria, así como también tiene su incidencia en el accidente cerebrovascular, que es otra causa común de decesos y en otras que impactan la calidad de vida de las personas. [30]

Es el factor de riesgo principal desencadenante de las enfermedades cerebrovasculares y a nivel mundial, [29] está presente en la mayoría de los pacientes con enfermedad cerebrovascular isquémico y en sujetos con hemorragia intracraneal [31], en el cual la forma maligna de hipertensión arterial es el antecedente frecuente (78% a 88%) [26].

El riesgo de ictus es de 4 a 6 veces mayor en aquellas personas que padecen hipertensión arterial. [4] La prevalencia de la hipertensión arterial aumenta con la edad y el riesgo de ictus aumenta proporcionalmente con el aumento de la tensión arterial. [32] La hipertensión arterial es una de las enfermedades consideradas crónicas responsable de la mitad de muertes por infartos y patologías cardíacas. En cifras son las afecciones neurológicas más frecuentes a nivel mundial, que afecta a más del 5% de las personas que sobrepasan los sesenta años. [29]

En más del 70% los pacientes se presentan con cifras de presión arterial sistólica mayor a 140 mmHg y en más del 20% por encima de 180 mmHg, lo cual se relaciona a mal pronóstico. Semanas previas al ictus hemorrágico existe aumento de la presión arterial en comparación a los pacientes que desarrollan ictus isquémico, en la cual la presión arterial antes del evento es baja en comparación a los niveles de presión arterial posterior al evento isquémico. [33] El control deficiente de la presión arterial es el factor de riesgo atribuible poblacional más importante para las enfermedades cerebrovasculares, incluido el accidente cerebrovascular hemorrágico (58%) y el isquémico (50%), la cardiopatía isquémica (55%) y otras formas de enfermedad cerebrovascular (58%). [34]

El control de la hipertensión arterial ha conllevado a una reducción significativa de los casos de enfermedad cerebrovascular. Se ha demostrado que reducciones de 10 mm Hg en la tensión arterial sistólica, y 5 mm Hg en la diastólica se asocian con un 30 % - 40 % de reducción de riesgo de enfermedad cerebrovascular respectivamente, por lo que el control adecuado de la presión arterial constituye uno de los principales elementos en la prevención de nuevos eventos de ataques transitorios de isquemia y, aún, de ictus isquémico. [32]

<u>Hábito de fumar:</u> El consumo de tabaco es el principal factor de riesgo individual prevenible a nivel global. Asimismo, es factor de riesgo de 6 de las 8 principales causas de muerte a nivel mundial, y ocasiona 1 de cada 6 decesos por enfermedades no transmisibles. El principal componente psicoactivo del tabaco es la nicotina, una sustancia que actúa en el sistema nervioso central generando cambios bioquímicos responsables de la adicción. [35] El humo del tabaco contiene más de 7,000 químicos tóxicos, incluyendo monóxido de carbono, formaldehído, arsénico y cianuro. Estas sustancias químicas se transfieren de los pulmones al torrente sanguíneo, cambiando y dañando las células de todo el cuerpo. Los cambios que causan estos químicos pueden aumentar su riesgo de accidente cerebrovascular. El uso del tabaco tiene muchos efectos en el cuerpo, incluido el engrosamiento de la sangre, el aumento del riesgo de coágulos sanguíneos y el estrechamiento de las arterias, así como la restricción de oxígeno en la sangre. [36] El cigarrillo puede contribuir elevando los niveles sanguíneos de fibrinógeno y de otras sustancias procoagulantes. [37]

El paciente con consumo de 20 cigarrillos al día, tiene seis veces más probabilidades de sufrir un derrame cerebral en comparación con un no fumador. [36] El riesgo para los fumadores de <20 cigarrillos/día es de 3,3 % comparado con los no fumadores, mientras que en los fumadores de > 20 cigarrillos/ día el riesgo es de 5,66%. [9]

En los últimos años se ha acuñado el término del fumador pasivo, para describir a las personas que al estar en contacto con fumadores sufren el efecto nocivo del tabaco. Normalmente del 15% de humo que desprende el cigarrillo es inhalado por el fumador, mientras que el 85% queda disperso en el aire; este humo contiene hasta tres veces más nicotina y alquitrán, y cinco veces más de monóxido de carbono. Se ha comprobado que las personas que no fuman y se exponen al humo durante una hora inhalan una cantidad equivalente a tres cigarrillos. [38]

El consumo de cigarro de asocia con un mayor riesgo para todos los subtipos de eventos cerebrovasculares. Se ha puntualizado una fuerte relación dosis-respuesta tanto para el accidente cerebrovascular isquémico como para la hemorragia subaracnoidea. [35] El riesgo de hemorragia subaracnoidea se relaciona con el aumento de la incidencia de aneurismas intracerebrales en fumadores. El tabaco además puede dañar las paredes de arterias cerebrales de pequeño calibre, favoreciendo las hemorragias intraparenquimatosa. El uso de cigarrillos electrónicos, debido a su contenido en nicotina, también se asocia con mayor riesgo de sufrir eventos vasculares, aunque probablemente el riesgo sea menor que con el consumo de cigarrillos convencionales. [39]

El riesgo relativo de enfermedad cerebrovascular para fumadores es de 1.51, siendo más alto para la mujer que para el hombre. [38] El riesgo de ictus se reduce al abandonar el tabaco. Los fumadores activos tienen más riesgo de ictus que los exfumadores y esta diferencia es mayor en las mujeres. Se ha calculado que al cabo de un año de abandonar el tabaco el riesgo de ictus se reduce a la mitad y que a los cinco años el riesgo se iguala al de los no fumadores. El abandono del tabaco como medida de prevención secundaria tras un ictus o un evento vascular también ha demostrado ser beneficioso.

<u>Dislipidemias:</u> La dislipidemia está estrechamente asociada desde el punto de vista epidemiológico a las enfermedades vasculares. Las dislipidemia o hiperlipidemias son alteraciones metabólicas en los niveles de lípidos en sangre, caracterizados por un aumento de los niveles de colesterol, así como incrementos de las concentraciones de triglicéridos o también llamado hipertrigliceridemia. [39] Los niveles altos de triglicéridos y los niveles bajos de colesterol HDL (HDL-C) se consideran factores de riesgo de enfermedad coronaria y accidente cerebrovascular isquémico. [4]

Muchos estudios han demostrado su asociación con la ateroesclerosis, al desencadenar los depósitos de lípidos; procesos bioquímicos que forman placas ateroescleróticas en el interior de los vasos arteriales, lo que puede obstruir parcial o totalmente uno o más vasos. Estos trastornos son responsables de una gran parte de los casos de infarto agudo de miocardio y de accidente cerebro vascular. [40]

La incidencia de enfermedad cerebrovascular está relacionada con los valores plasmáticos de colesterol, unido a lipoproteínas de baja densidad (LDLc), triglicéridos y colesterol junto a lipoproteínas de alta densidad (HDLc), en especial en individuos mayores de 65 años. [41]

Distintos estudios demuestran asociación entre niveles elevados de colesterol total y LDL colesterol (LDLc) e incremento del riesgo de ictus isquémico. Los triglicéridos elevados incrementan un 10% el riesgo de ictus. [42]

<u>Alcoholismo:</u> Existe una clara relación entre el consumo excesivo de alcohol y el riesgo de ictus. En este caso la relación entre la cantidad de alcohol consumida y el riesgo de ictus no es lineal, como ocurre con el tabaco. El consumo excesivo de alcohol se asocia sobre todo con un aumento del riesgo de hemorragia intracerebral. Esta asociación puede estar relacionada con el aumento de cifras de presión arterial, reducción de la

agregación plaquetaria y aumento de la secreción por las células endoteliales de activadores del plasminógeno observada en los individuos consumidores de grandes cantidades de alcohol. Por otro lado, el consumo de grandes cantidades de alcohol en cortos periodos de tiempo se asocia con la aparición de arritmias cardiacas, entre ellas la fibrilación auricular que puede ser responsable de ictus isquémicos cardioembólicos. [39] El consumo de alcohol en cantidades superiores a 60g/día constituye un factor de riesgo para todos los tipos de ictus. Sin embargo, parece haber evidencia de que las personas que consumen menos de 24g/día presentan un riesgo menor de ictus que las abstemias. [4]

<u>Inactividad física y obesidad:</u> La inactividad física ha ido en aumento de forma global. La mayoría de los pacientes que desarrollan un ictus, tienen en común la falta actividad física y el alto nivel de sedentarismo pre-accidente cerebrovascular, marcando una asociación con peores desenlaces post- accidente cerebrovascular en cuanto a edad de primer evento vascular agudo, grado de disfunción motora y neurocognitiva, así como la recuperación y la recurrencia del ictus. Las personas que han tenido un accidente cerebrovascular llevan estilos de vida más sedentarios lo cual se puede relacionar a la reducción del fitness cardio-respiratorio, depresión, limitaciones en la movilidad, reducción de la participación social y baja calidad de vida. [43]

Existe una significativa relación inversa entre actividad física y riesgo de ictus (isquémico y hemorrágico), tanto en varones como en mujeres. [9]

La obesidad, definida como un índice de masa corporal (IMC) > 30 kg/m 2, es un factor de riesgo establecido para enfermedad cardiovascular e ictus. [39] Actualmente, de acuerdo a la clasificación internacional de enfermedades de la Organización Mundial de la Salud, la obesidad se define como el anormal o excesivo almacenamiento de grasa, secundario a diferentes causas, incluyendo desbalance energético, fármacos y patología genética. [44] La obesidad central, medida mediante la cintura abdominal (> 102 cm en hombres y > 88 cm en mujeres) está más relacionada con el riesgo vascular que la obesidad global medida mediante el IMC 31, y es la que suele incluirse en la definición de síndrome metabólico. En el estudio INTERSTROKE un mayor índice cintura-cadera se asoció significativamente con el riesgo de ictus, tanto isquémico como hemorrágico. [39]

Factores dietéticos: La dieta cumple un papel primordial en la salud cerebrovascular. Una dieta saludable ayuda a controlar y evitar aquellos factores de riesgo vascular como la hipertensión arterial y la dislipidemia. Estas intervenciones dietéticas pueden disminuir el riesgo de accidente cerebrovascular hasta en un 19% aproximadamente. El consumo (Grecia -estudio ATTICA) de cereales, pescado y aceite de oliva se asociaron con bajo riesgo de enfermedad cerebrovascular, mientras que los dulces, carnes rojas, quesos, margarina, nueces saladas, incrementaron el riesgo. Los accidentes cerebrovasculares se pueden prevenir disminuyendo la ingesta de sal y un mayor consumo de frutas y verduras, como los alimentos integrales, cereales con fibra y pescado graso, confirmándose estos hallazgos sobre la influencia de la dieta en el ictus. [27]

Diabetes Mellitus tipo 2: El papel de la diabetes mellitus como factor de riesgo está claramente demostrado en la enfermedad cerebrovascular. [45] La diabetes mellitus tipo 2 y la prediabetes se asocian a un aumento del riesgo vascular en paralelo con el grado de hiperglucemia y de la ausencia de un buen control metabólico. [46]

Existen múltiples mecanismos por lo que la diabetes puede conducir al desarrollo de un accidente cerebrovascular. Entre ellos se encuentra el aumento de la rigidez arterial a edad temprana, inflamación sistémica y engrosamiento de la membrana capilar, que en su conjunto conllevan posteriormente a una disfunción endotelial vascular. La función de esta capa endotelial es de gran importancia para mantener la integridad estructural, así como el control vasomotor. Una de las sustancias que contribuye a la vasodilatación y cuya menor disponibilidad podría causar disfunción endotelial y desencadenar una cascada de aterosclerosis es el óxido nítrico. Por ejemplo, la vasodilatación mediada por óxido nítrico es alterada en personas con diabetes, posiblemente debido a aumento de la inactivación del óxido nítrico o disminución de la reactividad del músculo liso al óxido nítrico. Las personas con diabetes tipo II tienen arterias más rígidas y menor elasticidad en comparación con las personas que tienen un nivel de glucosa normal. Con frecuencia se observa una mayor respuesta inflamatoria en personas con diabetes, la inflamación juega un papel importante en el desarrollo de la placa aterosclerótica. La proteína C reactiva, las citocinas y la adiponectina son los principales marcadores séricos de inflamación. Un bajo nivel de adiponectina en sí también se ha asociado con accidente cerebrovascular. El accidente cerebrovascular es de dos a seis veces mayor en personas con diabetes mellitus que en la población sin diabetes mellitus. [4] Alrededor del 60 % - 70 % de las personas que padecen un ictus presentan como antecedente historia de diabetes mellitus tipo 2 o prediabetes 7,8, que a su vez se asocian a un riesgo mayor de recurrencia isquémica. [46] Un paciente diabético, hombre o mujer, tiene un riesgo relativo para cualquier tipo de enfermedad cerebrovascular que va desde 1.6 a 3. [45,47]

Ha sido demostrado que el riesgo a padecer un accidente cerebrovascular tromboembólicos en hombres diabéticos es el doble que, en no diabéticos, independiente de otros factores de riesgo. Los diabéticos tipo 2 tienen mayor riesgo que los de tipo 1. La coexistencia de diabetes e hipertensión arterial aumenta la frecuencia de complicaciones de la diabetes, incluida la de enfermedad cerebrovascular. [47]

La detección temprana, la prevención y el tratamiento reducen notablemente el desarrollo de un accidente cerebrovascular. Otros factores de riesgo, como la obesidad y la presión arterial alta, suelen estar presentes en las personas con diabetes, lo que aumenta aún más el riesgo de accidente cerebrovascular. [4]

<u>Fibrilación auricular:</u> La fibrilación auricular es la arritmia cardíaca sostenida más frecuente en el ser humano [48], constituye la principal causa embólica del ictus isquémico. [49] Se trata de una taquiarritmia supraventricular caracterizada por una activación auricular desorganizada con el consecuente deterioro de la función mecánica

auricular. Cerca del 20 al 30 % de todos los accidentes cerebrovasculares se deben a la fibrilación auricular. Un número cada vez mayor de pacientes que sufren ictus son diagnosticados con fibrilación auricular paroxística o "silenciosa". La complicación más importante de la fibrilación auricular es el infarto cerebral (embolia cerebral). Al no producirse una contracción efectiva de la aurícula se pueden producir coágulos en su interior. Si estos se desprenden pueden viajar por los vasos sanguíneos del organismo. Es responsable de uno de cada seis eventos cerebrovasculares. El riesgo del accidente vascular cerebral se incrementa cuando se combina la fibrilación auricular con otros factores del riesgo, como la hipertensión arterial y la arteriosclerosis. La fibrilación auricular no se asocia directamente con el ictus hemorrágico, pero puede ocurrir la transformación hemorrágica en el infarto cerebral. Sucede en un 6 % de los casos con una elevada mortalidad. [48]

La patogenia de la isquemia cerebral por fibrilación auricular se basa en la éstasis sanguínea en la aurícula izquierda y la consiguiente formación de trombos, su desprendimiento y embolia a pequeñas arterias a nivel cerebral. [49]

Por consiguiente, los factores de riesgo no modificables o marcadores de riesgo son: [9]

<u>Edad:</u> Con la vejez, la reserva funcional y cognitiva del individuo se deteriora. A mayor edad aumenta la posibilidad de presentar enfermedad cerebrovascular, y las comorbilidades como hipertensión arterial, diabetes, dislipidemia y obesidad, [8] está bien documentado que por cada década después de los 50 años se incrementa el riesgo de enfermedad cerebrovascular al doble.[1] La edad es el principal factor de riesgo no modificable, la incidencia de ictus aumenta exponencialmente con la edad y es mayor en personas de más de 65 años, edad a la que corresponde 7 de cada 8 muertes por enfermedad cerebrovascular. Puede aseverarse que la incidencia de ictus se duplica cada década a partir de los 55 años de edad y más de 70 % de los ictus ocurren después de los 65 años. [32]

Sexo: Las mujeres se ven desproporcionadamente afectadas por el accidente cerebrovascular, tanto en términos de mortalidad como de morbilidad. Evidencia clínica con modelos experimentales muestran el papel principal de las hormonas gonadales, específicamente el estrógeno es un neuroprotector, es por eso que a los hombres les da más accidentes cerebrovasculares en la juventud, pero luego de que la mujer entra en el periodo menopáusico el riesgo es mucho mayor en las mujeres, [50] esto hace que las mujeres sean más propensas a morir al verse afectadas por la enfermedad en edades más avanzadas. [5] El accidente cerebrovascular en la mujer tiene como evidencias los estados de preeclampsia, los contraceptivos orales, la menopausia y los sustitutos hormonales. También contribuyen como factores de riesgo el síndrome metabólico, la obesidad, la fibrilación auricular y la migraña con su aura, por lo que el peligro de isquemia cerebrovascular, tanto de afectación extra como intracraneal, requieren de un estricto control de dichos factores. Las mujeres pueden tener un perfil ligeramente diferente en la presentación clínica que los hombres, hecho que causa un diagnóstico tardío y a su vez, puede conducir a la demora de su tratamiento, lo que reduce la oportunidad de un pronóstico favorable. [2]

Una de cada 5 mujeres sufrirá un accidente cerebrovascular, aproximadamente 55.000 mujeres más que hombres lo padecen cada año y es la cuarta causa de muerte en mujeres (más de 80.000 mujeres mueren al año), siendo las de raza negra de mayor prevalencia. [27]

Factores hereditarios: Los antecedentes familiares de ictus se asocian a un riesgo aumentado de padecerlo. Este hecho se puede relacionar, por un lado, con una serie de factores genéticos predisponentes y por otro, con el hecho de compartir algunos factores ambientales, culturales o sociales. [5]

Las trombofilias suelen ser las alteraciones hereditarias más frecuentemente relacionadas con eventos cerebrovasculares. La hiperhomocisteinemia es la más relacionada con estos, debido a su asociación con estados de hipercoagulabilidad. La homocisteína es un aminoácido esencial derivado del metabolismo de la metionina el cual se metaboliza por dos vías: la remetilación, en la que se recupera la metionina a partir de la homocisteína con requerimiento de vitamina B12, y la transulfuración, que permite la síntesis de cisteína, cuya elevación puede conllevar daño en la célula neuronal por toxicidad y ocasionar daño vascular, efectos protrombóticos y estrés oxidativo.

Los aneurismas cerebrales son lesiones de las arterias que ocasionan debilidad y dilatación de un segmento de la arteria. Por lo general, se presentan en la bifurcación del polígono de Wills y su ruptura puede ocasionar hemorragias subaracnoideas y por ende graves complicaciones neurológicas. Se ha demostrado que pueden ser lesiones hereditarias de primer grado por transmisión autosómica y se han relacionado con alteraciones en el gen que codifica el óxido nítrico sintetasa, el cual se expresa en el endotelio y cumple la función de ser un vasodilatador endógeno muy potente. [24]

<u>Educación para la salud.</u>

La atención primaria en salud ha sido presentada como un conglomerado de valores y principios enfocados en la consecución de una mejor salud en la población, que sea accesible a todos los individuos y familias de la comunidad, con su plena participación y a un costo asequible.

Según la Organización Mundial de la Salud, la educación para la salud comprende un conjunto de oportunidades de aprendizaje teórico-práctico con el fin de lograr un desarrollo de habilidades que promuevan la salud de la población [51], es la disciplina encargada de orientar y organizar procesos educativos con el propósito de influir positivamente en conocimientos, prácticas y costumbres de individuos y comunidades en relación con su salud. Es un área que ha tenido un crecimiento reciente en el medio, posicionándose como una de las principales estrategias de promoción. [52]

Actualmente la Educación para la Salud se considera como el proceso educativo para promover y educar en factores que inciden sobre la población en general y sobre cada individuo en particular. No solo es enseñar conductas, sino motivar al cambio para crear comportamientos saludables.

El objetivo de la educación sanitaria es hacer de la salud un bien colectivo, formando a la población para que pueda contribuir en su salud de manera participativa y responsable, cambiando conductas perjudiciales y consolidando las saludables, por tanto, la educación sanitaria se fundamenta en la Promoción de la Salud y la prevención de la enfermedad, para mejorar los determinantes de salud de toda la población y permitir el aprendizaje de hábitos de vida saludable.

Las actividades para lograrlo tienen fundamento científico y metodologías, técnicas y herramientas didácticas específicas para generar un proceso educativo, algunas de ellas son mediante una educación personalizada de forma individual, o bien de manera grupal y para abarcar a un mayor número de individuos generando procesos educativos para grupos poblacionales, algunas de ellas son: sesiones educativas, talleres, orientación, consejería, actividades lúdicas, grupos de autoayuda, entre otras.[53]

Las intervenciones en salud pública constituyen un conjunto de estrategias o acciones colectivas con el objetivo de proteger y promover la salud en comunidades o poblaciones. Cada intervención debe tener un diseño, una ejecución y una evaluación de los resultados. Los resultados de cada intervención están relacionados a múltiples variables sociales, económicas, políticas, culturales y de organización. [51]

La prevención y el tratamiento del accidente cerebrovascular requieren intervenciones complejas para abordar múltiples dominios (fisiológicos, psicológicos, sociales y ambientales) para enfocar el comportamiento humano y el control de los factores de riesgo vascular. [54]

La educación para la salud y la promoción de salud están estrechamente entrelazadas, siendo la educación para la salud una herramienta y un vehículo que, al ser desarrollada en conjunto con la participación activa de las personas, se transforma en promoción de la salud. Actualmente la promoción de salud se ha convertido en un ejercicio que implica aspectos como la educación, formación, investigación, legislación, coordinación de políticas y desarrollo comunitario. [52]

Los conocimientos, hábitos y la influencia social son determinantes de la salud con un alto potencial de modificación; si se considera que el conocimiento influye en la actitud que conduce a cambios en salud, la estrategia sería el desarrollo de planes y programas de intervención sobre los factores de riesgo [55]

Las acciones masivas sobre los factores de estilo de vida son los medios más rentables para la prevención de enfermedades. [54]

En esta investigación se llevó a cabo una intervención de tipo educativa, ya que es el proceso que permite recibir información, producir conocimiento sobre determinados temas de salud y promover la reflexión. Además, estimula a fomentar hábitos saludables, prevenir enfermedades y mejorar la calidad de vida, siendo un pilar fundamental para la atención de la salud. Constituye un recurso adecuado para lograr cambios en los estilos de vida, principalmente en edades tempranas de la vida.

DISEÑO METODOLÓGICO.

Se realizó un estudio de intervención cuasi-experimental para valorar la repercusión de un programa educativo sobre factores de riesgo de enfermedades cerebrovasculares en el consultorio 11, Manuel Piti Fajardo de Santo Domingo en el período comprendido de enero a diciembre de 2023.

De la población entre 50 y 60 años dispensarizada en el consultorio 11 como riesgo de enfermedad cerebrovascular se seleccionó una muestra de 35 pacientes por muestreo no probabilístico por criterios.

Criterios de inclusión:

- ✓ Presentar más de 2 factores de riesgo de enfermedades cerebrovasculares.
- ✓ Consentir en formar parte de la investigación.

Criterios de exclusión:

- ✓ Pacientes que no estén de acuerdo en participar.
- ✓ Pacientes con discapacidades mentales.

Métodos y técnicas de recolección de la información.

Para la recolección de la información primeramente se les explicó a los participantes en que consiste el estudio y se elaboró un consentimiento informado para dar su aprobación (Anexo 1). Seguidamente, se utilizó un cuestionario realizado al efecto que se aplicó a cada paciente por el autor de esta investigación (Anexo 2) donde se recogieron datos generales del paciente, antecedentes de enfermedades crónicas, hábitos tóxicos y se confeccionó una base de datos con las variables de interés.

Además, se aplicó un cuestionario (Anexo 3) dividido en dos partes, Parte I para evaluar los conocimientos sobre los tipos de enfermedad cerebrovascular y Parte II para evaluar conocimientos sobre los factores de riesgo de la enfermedad cerebrovascular, antes y después del programa educativo (Anexo 5). Sobre la base de las necesidades identificadas y los factores de riesgo presentes en los pacientes, se diseñó un programa que se aplicó previa coordinación con los participantes para establecer fechas y horas más convenientes para su desarrollo, que se realizó basándose en los programas educativos de las tesis de especialidad del Dr. José Silva y la Dra. Susana Consuegra, los cuales se adaptaron según nuestros objetivos, para comparar conocimiento sobre tipos de enfermedad cerebrovascular y factores de riesgo de estas enfermedades, y se otorgó una calificación determinada basándose en la guía de revisión (Anexo 4). Además, se evaluó la variación de algunos factores de riesgos después de la intervención educativa aplicando un formulario (Anexo 6) antes y después del programa educativo, el cual fue llenado por el autor de esta intervención, donde se realizó toma de tensión arterial y se tomaron muestras para determinar el valor de la glicemia.

El Programa Educativo "El Ictus en el siglo XXI" quedó conformado por 10 actividades con una duración de 45 - 90 minutos cada una de las sesiones.

Análisis estadístico.

Los datos obtenidos fueron registrados en un libro de Microsoft Excel. Posteriormente mediante el programa SPSS ("Statistical Package for Social Sciences") versión 22 para Windows se realizó el procesamiento estadístico de los mismos. Se utilizaron técnicas de análisis acorde al diseño del estudio: chi cuadrado y Prueba T de student.

Los análisis se analizaron según el criterio (Prueba T de student):

Si $p > 0.01$ No hay diferencias significativas antes que después

Si p < 0.01 Hay diferencias significativas antes que después.

Fue fijado un nivel de confiabilidad del 99 %.

Los análisis se analizaron según el criterio (chi cuadrado):

Si p > 0.00 No hay diferencias significativas antes que después

Si p < 0.05 Hay diferencias significativas antes que después.

Fue fijado un nivel de confiabilidad del 95 %.

<u>Operacionalización de las variables:</u>

✓ Edad: Edad en años cumplidos en el momento de la investigación.

50 - 54 años

55 - 60 años

✓ Sexo: según sexo biológico de pertenencia.

Femenino

Masculino

✓ Factores de riesgo de enfermedades cerebrovasculares:

- Cardiopatía isquémica: antecedentes patológicos personales de dicha enfermedad.

- Antecedentes de enfermedad cerebrovascular: antecedentes de haber padecido anteriormente de alguna enfermedad cerebrovascular.

- Hábito de fumar: es la adicción al tabaco, provocado principalmente por la nicotina.

- Diabetes Mellitus

- Hipertensión Arterial.

En el caso de los factores controlables (Diabetes Mellitus e Hipertensión arterial) para su comparación antes y después de la intervención se consideró según los criterios:

- Diabetes Mellitus:

Controlada: niveles de glucosa en sangre capilar 6.1 – 8.8 mmol/l.

No controlada: niveles de glucosa en sangre capilar más de 10 mmol/l.

- Hipertensión arterial:

Controlada: aquel paciente que en todas las tomas de presión arterial durante un año (4 como mínimo) ha tenido cifras inferiores a 140/90 mmHg.

No controlada: aquel paciente que, en el período de un año, menos de 60% de las cifras de presión arterial hayan sido de 140/90 mmHg o mayores.

✓ Conocimiento sobre los tipos de enfermedades cerebrovasculares.

Adecuado: Cuando se obtiene una calificación mayor de 70 puntos en la Parte I del cuestionario sobre enfermedades cerebrovasculares.

Inadecuado: Cuando se obtiene una calificación menor de 70 puntos en la Parte I del cuestionario sobre enfermedades cerebrovasculares.

✓ Conocimiento sobre factores de riesgo de enfermedades cerebrovasculares.

Adecuado: Cuando se obtiene una calificación mayor de 70 puntos en la Parte II del cuestionario sobre conocimiento de factores de riesgo de enfermedades cerebrovasculares.

Inadecuado: Cuando se obtiene una calificación menor de 70 puntos en la Parte II del cuestionario sobre conocimiento de factores de riesgo de enfermedades cerebrovasculares.

RESULTADOS.

En la tabla número 1 se observó un predominio de pacientes en el grupo de edad de 55 - 60 años con 24 pacientes que representó un 68.6 % de la población del estudio, y en cuanto al sexo el mayor por ciento correspondió al sexo masculino con un 54.3 % del total.

En cuanto a los factores de riesgo (Tabla 2), se evidenció que el factor de riesgo que se presentó con mayor porciento fue la Hipertensión Arterial con 30 pacientes para un 85.7 %, seguido de la Diabetes Mellitus con 18 pacientes (51.4 %) y del hábito de fumar con 12 pacientes (34.3 %). En el caso de la hipertensión Arterial predominó en el sexo masculino con 45.7 %. Estadísticamente la variable sexo es independiente de los factores de riesgos, o sea, los factores de riesgo tienen un comportamiento similar para ambos sexos. ($p = 0.583$)

El Programa Educativo "El Ictus en el siglo XXI" quedó conformado por 10 actividades, con una frecuencia semanal. En su desarrollo se utilizaron diferentes medios: pancartas, pizarra, audiovisuales, plegables, glucómetro.

Al valorar los conocimientos de los factores de riesgo de las enfermedades cerebrovasculares antes y después de aplicar el Programa Educativo (Tabla 3) reflejó que antes de la intervención la mayoría de los pacientes presentaron conocimientos inadecuados, 27, para un 77.1 %. Después de aplicado el Programa Educativo se evidenció un aumento de los conocimientos de los pacientes sobre los diferentes tipos de ictus, con un 82.8 % (29 pacientes) y solo 6 pacientes presentaron inadecuados conocimientos (17.1 %). Estos resultados fueron altamente significativos. ($p = 0.001$)

En la tabla 4 al comparar los conocimientos sobre factores de riesgo de enfermedad cerebrovascular antes y después de la intervención, se observó que antes de aplicar el Programa Educativo la mayoría presentó conocimientos inadecuados para un 62.8 %, y después de aplicado solo 4 pacientes del total presentaron conocimientos inadecuados representado por un 11.4 %, en el que se evidenció un alto incremento de la información por parte de los pacientes de este estudio. Con una alta significación estadística (p = 0.002)

Cuando analizamos la tabla 5 según los pacientes con Hipertensión Arterial controlada y no controlada, mostró que 19 pacientes presentaron Hipertensión Arterial no controlada para un 54.3 %. Después de aplicado el Programa Educativo se evidenció que solo 5 pacientes eran hipertensos no controlados. (14.3 %). Estos resultados fueron altamente significativos. (p = 0.000)

Según la tabla 6, antes de aplicado el Programa Educativo 23 pacientes presentaron hábito de fumar, lo que representó un 65.7 % y se evidenció un aumento de los pacientes no fumadores después de la intervención, 16 pacientes para un 45.7 %. Con resultados altamente significativos (p = 0.009)

Al comparar la muestra respecto a los pacientes que presentaron Diabetes Mellitus controlada y no controlada (Tabla 7), se evidenció que 10 pacientes estaban controlados de su enfermedad de base antes de la aplicación del Programa Educativo, para un 28.6 %, con un incremento en los pacientes controlados después de aplicar el Programa Educativo, con un 45.7 %(16 pacientes). Resultados con alta significación estadística (p = 0.003)

DISCUSIÓN.

En estudios realizados en pacientes con diagnóstico de enfermedad cerebrovascular en diferentes lugares de Cuba se señala el sexo masculino como el de más incidencia de esta entidad: Piloto Cruz y colaboradores[12] encuentran que en la población que ingresa en el hospital militar central de junio del 2017 a junio del 2018 con diagnóstico de enfermedad cerebrovascular el 58,7 % son hombres; en el Hospital "Comandante Pinares", de la provincia de Artemisa, entre 2016 y 2018 se constata en el servicio de terapia intensiva que entre los pacientes ingresados por enfermedad cerebrovascular el 56% pertenecen al sexo masculino [16] y en Consolación del sur en estudio publicado por Linares Río M, Pérez López H, Frances Acosta Y, el 78 % de los pacientes con diagnóstico de enfermedad cerebrovascular pertenecen a este sexo[17], en nuestros resultados donde trabajamos con pacientes con riesgo de enfermedad cerebrovascular nos llama poderosamente la atención que predominó la población masculina que coincide con la que otros autores señalan con mayor incidencia de enfermedad cerebrovascular es por ello que desarrollar actividades que permitan concientizar a los pacientes con su riesgo y hacerlos participe de la disminución de los factores es muy fundamental.

Nuestros resultados fueron similares a los del estudio realizado por Pérez Rodríguez y colaboradores [56] durante el año 2018, en el consultorio médico 47 perteneciente al Policlínico Universitario Hermanos Cruz de Pinar del Río el 63,0 % de la muestra pertenecen al sexo masculino. Coincidimos con Botero Botero y colaboradores [8] en un estudio observacional descriptivo de corte transversal en adultos mayores con factores de riesgo de enfermedad cerebrovascular en un centro gerontológico de Medellín, entre los años 2017-2020 se aprecia que el mayor por ciento de los adultos mayores de este centro son hombres (51,4 %)

Discrepamos con el estudio llevado a cabo por Rico Loaiza y colaboradores [22], en el Hogar de Anciano del municipio de Caracolí encuentran que el 94.4 % de las féminas presentaban factores de riesgo para desencadenar una enfermedad cerebrovascular.

En el estudio de Fuentes González y Pirazán Vergara [6] el 57.1 % de los pacientes que asisten a la consulta de crónico, Hospital San Antonio de Soatá pertenecen al sexo femenino y el 42.8% son hombres. Autores como Fonte Medina y colaboradores [41] en el estudio en el servicio de Laboratorio Clínico Hospital General Docente "Abel Santamaría Cuadrado" Pinar del Río, durante período 2013 – 2014 existe un amplio predominio mujeres 61 % con más de dos factores de riesgo de enfermedad cerebrovascular en comparación con los hombres.

Según la bibliografía la Hipertensión Arterial constituye el factor de riesgo más importante tanto para la isquemia como para la hemorragia cerebral, es el desencadenante de enfermedad cerebrovascular en un 75% de los casos, es por tanto el más común y el más importante [47]. Nuestros resultados coinciden con Córdova López [55] en su estudio la Hipertensión Arterial con un 75.00 % y la Diabetes Mellitus (73.50 %) en ese orden constituyen los factores de riesgo que predominan para el desarrollo de la enfermedad cerebrovascular.

Coincidimos con el estudio de Fuentes González y Pirazán Vergara [6] en pacientes que asisten a la consulta de crónico, Hospital San Antonio de Soatá la patología más relevante es la hipertensión arterial presente en 10 entrevistados que corresponde al 71.4%.

Botero Botero [8], en su estudio entre los años 2017-2020 sobre factores de riesgo de enfermedad cerebrovascular en un centro gerontológico de Medellín evidencia que los factores de riesgo más representativos para sufrir un ictus es el IMC >= 25 con un 75.7 %, luego la Hipertensión Arterial (67.6 %) y no realizar actividad física (48.6 %). El Dr. Pérez Rodríguez y colaboradores [56], en su investigación señala el sedentarismo

(61.5%), la Hipertensión Arterial (44.6%), el hábito de fumar (23%)por ese orden. En nuestros resultados encontramos algunos puntos comunes referente a los factores de riesgo que se señalan por estos autores, pero diferimos en la frecuencia de los mismos ya que predominó la Hipertensión Arterial y en porcentaje superior a los encontrados en estas dos poblaciones.

Una vez aplicado el programa educativo se evidenció un aumento de los conocimientos sobre los factores de riesgo de las enfermedades cerebrovasculares, resultado que coincide con el realizado por Córdova López [55] en Cuenca, Ecuador, el 38.64 % de los participantes antes de intervenir no reconocen que enfermedades como la Diabetes Mellitus e Hipertensión Arterial son factores de riesgo para ictus, después de la intervención educativa este porcentaje se redujo al 16%. El Programa Educativo además de lograr el incremento de los conocimientos sobre los tipos de enfermedades cerebrovasculares y sus factores de riesgo motivó al cambio de comportamiento favorable para el control de la Hipertensión Arterial y la Diabetes Mellitus.

La aplicación del Programa Educativo en el Consultorio número 11, Policlínico Manuel Piti Fajardo, en los pacientes de la muestra, permitió aumentar los conocimientos sobre los diferentes tipos de enfermedad cerebrovascular y sus factores de riesgo y modificó conductas a favor de una mejor educación sanitaria. La intervención logró un cambio significativo de forma positiva en el comportamiento de los factores de riesgo para desarrollar una enfermedad cerebrovascular en los pacientes, tales como: Hipertensión Arterial, Diabetes Mellitus y hábito de fumar.

El Programa Educativo después de su ejecución influyó positivamente en conocimientos, prácticas y costumbres de los pacientes del estudio en relación con su salud. A su vez, permitió en la población el aprendizaje de hábitos de vida saludable.

Padecer dos o tres factores de riesgo significa que la persona tiene mayor probabilidad de sufrir ictus, por lo que es de vital importancia su prevención. En más del 90 % de los pacientes con diagnóstico de ictus agudo se constata la presencia de dos y más factores de riesgo aterogénicos, los cuales asociados o no a patologías crónicas no transmisibles, desempeñan un importante papel en el pronóstico a corto, mediano y largo plazo de la enfermedad.

La identificación de los factores de riesgo no modificables es importante, pues si bien no es posible adoptar medidas para su eliminación o modificación, ayudan a identificar individuos con mayor riesgo para el ictus [56]

En opinión de la autora, la modificación que se evidenció en los factores de riesgo controlables de enfermedad cerebrovascular, Hipertensión Arterial y Diabetes Mellitus, así como una ligera disminución de fumadores indica que concientizar y hacer partícipes a los pacientes en el proceso salud – enfermedad, generando conductas positivas y saludables permite influir en los factores de riesgo y a su vez en un padecimiento futuro.

CONCLUSIONES.

En la población de 50 a 60 años dispensarizada como riesgo de enfermedad cerebrovascular del consultorio 11 predominan los hombres y la Hipertensión Arterial, la Diabetes Mellitus y el hábito de fumar son los factores que destacan por ese orden. La aplicación del Programa Educativo repercute favorablemente ya que posterior a su desarrollo se constatan cambios favorables para la salud tanto en el conocimiento como en comportamiento de la población sobre el control y disminuyen los factores de riesgo.

RECOMENDACIONES.

- Se recomienda por parte de la autora la aplicación de este Programa Educativo en los demás consultorios del Policlínico Manuel Piti Fajardo, así como su extensión a otros centros de salud.

REFERENCIAS BIBLIOGRÁFICAS.

1. Rivera Ramirez F, Duarte Troche MC, Tenorio Borroto E, Orozco González CN. Factores de riesgo para accidente cerebrovascular en adultos jóvenes. Rev. de Ciencias de la Salud 2020 vol.7 no.22 1-11.Disponible en :
https://www.ecorfan.org/bolivia/researchjournals/Ciencias_de_la_Salud/vol7num22/Revista_Ciencias_de_la_Salud_V7_N22_1.pdf

2. Rojas N, Carbó Cisnero Y, León Guilart A. Factores de riesgo asociados a enfermedades cerebrovasculares en mujeres. Rev. Cubana de Medicina [Internet]. 2022 [citado 20 Feb 2024]; 61 (1) Disponible en:
https://revmedicina.sld.cu/index.php/med/article/view/2542

3. Pérez Guerra LE, Rodríguez Flores O, López García ME, Sánchez Fernández M, Alfonso Arboláez LE, Monteagudo Méndez Cruz I. Conocimientos de accidentes cerebrovasculares y sus factores de riesgo en adultos mayores. Acta méd centro [Internet]. 2022 Mar [citado 2023 Ago 20]; 16(1): 69-78. Disponible en: http://scielo.sld.cu/scielo.php?script=sci_arttext&pid=S270979272022000100069&lng=es. Epub 31-Mar-2022.

4. Correa Villalón FA. Descripción de factores de riesgo asociados a accidente cerebrovascular isquémico en pacientes atendidos en el servicio de medicina del Hospital Regional de Huacho. Tesis para optar por el título de cirujano. Escuela de Medicina Humana;2022. Disponible en :
https://repositorio.unjfsc.edu.pe/handle/20.500.14067/6445

5. Valdivielso Gómez L. "Código ictus": Atención urgente. Trabajo de fin de grado. Facultad de Enfermería. Universidad de Cantabria;2020. Disponible en :
https://repositorio.unican.es/xmlui/bitstream/handle/10902/20085/

6. Fuentes Gonzalez N, Pirazán Vergara AV. Percepción del accidente cerebrovascular en pacientes con enfermedad crónica no trasmisible.Rev. cienc. cuidad. 2022;19(3):86-95 .Disponible en :https://doi.org/10.22463/17949831.3477

7. Gutiérrez López Y- leen, Chang Fonseca D, Carranza Zamora AJ. Evento cerebro vascular isquémico agudo. Rev. méd. sinerg. [Internet]. 1 de mayo de 2020 [citado 28 de abril de 2024];5(5): e476. Disponible en: https://revistamedicasinergia.com/index.php/rms/article/view/476

8. Botero Botero LM, Pérez Pérez JM, Duque Vázquez DA, Quintero Reyes CA. Factores de riesgo para enfermedad cerebrovascular en el adulto mayor. Rev Cubana Med Gen Integr. 2021;37(3):1-16. Disponible en: www.medigraphic.com/cgi-bin/new/resumen.cgi?IDARTICULO=110067

9. Pérez Rodríguez MA. Conocimiento sobre el Accidente Cerebro Vascular en la población de Santa Cruz de La Palma: Universidad La Laguna; 2017-2018. Trabajo Fin de Grado. Sede La Palma. 2017-2018.

10. Topacio Rodríguez MA, Ortiz Galeano I. Características clínicas de los pacientes con accidente cerebrovascular de tipo isquémico admitidos durante el periodo de ventana terapéutica en el Servicio de Urgencias del Hospital de Clínicas. An. Fac. Cienc. Méd. (Asunción), Agosto - 2022; 55(2): 18-24

11. Molina Ramírez Y, Díaz Chalala JE, Yera Jaramillo BL, Bolufé Vilaza ME, Núñez Mora S. Comportamiento de la enfermedad cerebrovascular aguda en una zona rural. Rev. inf. cient. [Internet]. 2021 Ago [citado 2023 Ago 20]; 100(4): e3484. Disponible en: http://scielo.sld.cu/scielo.php?script=sci_arttext&pid=S1028-99332021000400011&lng=es. Epub 24-Jun-2021.

12. Piloto Cruz A, Suarez Rivero B, Belaunde Clausell A, Castro JM. La enfermedad cerebrovascular y sus factores de riesgo. Rev Cub Med Mil [Internet]. 2020 Sep

[citado 2023 Ago 20]; 49(3): e568.Disponible en:
http://scielo.sld.cu/scielo.php?script=sci_arttext&pid=S0138-
65572020000300009&lng=es. Epub 25-Nov-2020

13. Calderón Sanginez J, Abanto Argomedo CS, Otiniano Sifuentes DR, Berrú
Villalobos SE, Chong Chinchay K, Reyes E, Pozzi Angulo MF. Boletín
Epidemiológico. Instituto Nacional de Ciencias Neurológicas. No. 1.2022
Disponible en: https://www.gob.pe/institucion/instituto-nacional-de-ciencias-
neurologicas/informes-publicaciones/5621515-boletin-epidemiologico-n-01-
2022-incn

14. Soto Á, Guillén Grima F, Morales G, Muñoz S, Aguinaga-Ontoso I, Fuentes-Aspe
R. Prevalencia e incidencia de ictus en Europa: revisión sistemática y
metaanálisis. Anales Sis San Navarra [Internet]. 2022 Abr [citado 2024 Abr 29];
45(1): e0979. Disponible en:
http://scielo.isciii.es/scielo.php?script=sci_arttext&pid=S1137-
66272022000100012&lng=es.Epub 07-Nov
2022. https://dx.doi.org/10.23938/assn.0979.

15. Gamarra Insfrán JL, Soares Sanches R, Fernandes Sanches CJ. Factores de riesgo
asociados a Accidente Cerebro-Vascular Isquémico en pacientes atendidos en un
hospital público en el Paraguay. Rev. Inst. Med. Trop. [Internet]. Dic.
2020 [cited 2023 Aug 20]; 15(2): 45-52. Available from:
http://scielo.iics.una.py/scielo.php?script=sci_arttext&pid=S1996-
36962020000200045&lng=en. https://doi.org/10.18004/imt/2020.15.2.45.

16. Moreira Díaz LR, Torres Ordaz A, Peña Rodríguez A, Palenzuela Ramos Y.
Enfermedad cerebrovascular en pacientes ingresados en cuidados intensivos. Rev
Ciencias Médicas [Internet]. 2020 [citado: Fecha de
acceso].24(4):e4316.Disponible en:
http://revcmpinar.sld.cu/index.php/publicaciones/article/view/4316

17. Linares-Río M, Pérez-López H, Frances-Acosta Y. Caracterización de los factores de riesgo de la enfermedad cerebrovascular en mayores de 60 años. Revista Cubana de Medicina [Internet]. 2022 [citado 28 Abr 2024];61(3)

Disponible en: https://revmedicina.sld.cu/index.php/med/article/view/2490

18. Anuario EstadÍstico de Salud 2020. Ministerio de Salud Pública. Direccion de Registros Médicos y Estadisticas de Salud. La Habana:MINSAP; 2020 (Citado 2021).Internet:https://temas.sld.cu/estadisticassalud/ http://bvscuba.sld.cu/anuario-estadistico-de-cuba/

19. Agarica Aguilar Y, Curbelo Lopez M. Valor pronóstico de la glicemia en la evolución neurológica de pacientes diabéticos con enfermedad cerebrovascular. Rev. Cuban de Med [Internet]. 2022 Dic [citado 2024 Feb 21]; 61(4): e2708. Disponible en: http://scielo.sld.cu/scielo.php?script=sci_arttext&pid=S0034-75232022000400005&lng=es. Epub 01-Dic-2022.

20. Ruiz Mariño RA, Campos Muñoz M, Rodríguez Campos D, Chacón Reyes OD. Características clínicas y tomográficas de pacientes con enfermedad cerebrovascular isquémica. MEDISAN [Internet]. 2021 Jun [citado 2024 Abr 28]; 25(3): 624-636. Disponible en: http://scielo.sld.cu/scielo.php?script=sci_arttext&pid=S1029-30192021000300624&lng=es. Epub 04-Jun-2021.

21. García-Alfonso C, Martínez Reyes A,García V, Ricaurte-Fajardo A, Torres I, Coral J. Actualización en diagnóstico y tratamiento del ataque cerebrovascular isquémico agudo. Univ. Med.2019;60(3). https://doi.org/10.11144/Javeriana.umed 60-3.actu

22. Rico Loaiza A, Trujillo Puerta JP, Castrillon López ND, Arango Parra V, Posada Quintero W. Conocimientos en la detección precoz de un accidente

cerebrovascular por parte de la comunidad en riesgo del municipio de Caracolí. Trabajo de grado. Facultad de Medicina. Medellín. 2020.

23. Borja Santillán, M. A., Samaniego Gallino, J. L., Aguirre Ruilova, S. D.,Prieto Ulloa, M. G. (2021). Enfermedad cerebrovascular isquémica e hipertensión arterial en el hospital Teodoro Maldonado Carbo. RECIMUNDO,5(Especial1),31-42. Disponible en :https://doi.org/10.26820/recimundo/5.(esp.1).nov.2021.31-42

24. Conde-Cardona G., Medrano-Carreazo JC., Parada-Artunduaga MD., et al. Enfermedad cerebrovascular en pacientes jóvenes: aspectos claves de la literatura. Acta Neurol Colomb. 2021; 37(1): 39-48. Disponible en: https://doi.org/10.22379/24224022361

25. Nuñez Morales AM, Sanchez A. Analisis de Predicción de los Accidente Cerebrovasculares en Pacientes de 18-65 años del Programa Control de Salud Preventiva con inteligencia artificial (CSPia) con la tecnologia Selvy Checkup en el Periodo 2019-2020 en el Instituto Nacional de Investigación de Enfermedades Infecto-Contagiosas (INIEICONT) Santo Domingo,Republica Dominicana. Anteproyecto Final para optar por el título de Doctor en Medicina. Santo Domingo, Distrito Nacional. Junio 2021. Disponible en : https://repositorio.unibe.edu.do/jspui/handle/123456789/585

26. Noya Chaveco ME, Moya González NL, Llamos Sierra N, Morales Larramendi R, Cardona Garbey DL, Filiú Ferrera JL, et al. Temas de Medicina Interna. 5 -ed. La Habana: Editorial Ciencias Médicas, 2017

27. Rojas Daza JD, Salles Rojas MC. Factores de riesgo asociados a accidente cerebrovascular en pacientes adultos y adultos mayores, atendidos en el servicio de emergencia del Hopsital Regional de Pucallpa. Tesis para optar por el título de segunda especialidad en interdisciplinarias. Perú. 2022.

28. Psyciencia. Accidente Cerebrovascular (ACV): definición, tipos y tratamiento [Internet]. Equipo de redacción Psyciencia. 2019. Available from:https://www.psyciencia.com/accidente-cerebrovascular-acv- definicion-tipos-y- tratamiento/

29.Martínez-Cáceres MJ, Rubio-Duarte MC, Zambrano-Medina NA, Llanos-Redondo A, Pérez-Reyes GV, Rangel-Navia HJ.Rev Latinoamericana de Hipertensión.Vol.17.Nº2,2022. Disponible en: https://www.revhipertension.com/rlh_2_2022/10_hipertension_arterial_factor.pdf

30.Torres Pérez RF, Quinteros León MS, Pérez Rodríguez MR, Molina Toca EP, Ávila Orellana FM, Molina Toca SF,et al. Factores de riesgo de la hipertensión arterial esencial y el riesgo cardiovascular. Rev Latinoamericana de Hipertensión. Vol. 16. Nº 4, 2021. Disponible en: https://www.revhipertension.com/rlh_4_2021/9_factores_riesgo_hipertensio_arterial.pdf

31.Choreño-Parra JA, Carnalla-Cortés M,Guadarrama-Ortíz P. Enfermedad vascular cerebral isquémica: revisión extensa de la bibliografía para el médico de primer contacto. Med Int Méx. 2019 enero-febrero;35(1):61-79.https://doi.org/10.24245/mim. v35i1.2212

32. Bender-del-Busto J. Las enfermedades cerebrovasculares como problema de salud. Revista Cubana de Neurología y Neurocirugía [revista en Internet]. 2019 [citado 2024 Ago 8]; 9(2): [aprox. 0 p.]. Disponible en: https://revneuro.sld.cu/index.php/neu/article/view/335

33. Viruez Soto A, Chambi Quilla G, Chambi Quilla A, Quispe Ticona N, Jiris Quinteros J, Vera Carrasco O. Ictus en cuidado intensivo a muy alta altitud. Rev. Méd. La Paz [Internet]. 2023 [citado 2024 Ago 08]; 29(2): 30-37. Disponible en:

http://www.scielo.org.bo/scielo.php?script=sci_arttext&pid=S1726-89582023000200030&lng=es. Epub 30-Dic-2023.

34. Martinez R, Soliz P, Campbell NRC, Lackland DT, Whelton PK, Ordunez P. Asociación entre el control de la hipertensión poblacional y la cardiopatía isquémica y la mortalidad por accidente cerebrovascular en 36 países y territorios de las Américas,1990–2019: un estudio ecológico. Rev Panam Salud Publica. 2023;47:e124. https://doi.org/10.26633/RPSP.2023.124.

35. Reyes-Méndez C, Fierros-Rodríguez C, Cárdenas-Ledesma R, Hernández-Pérez A, García-Gómez L, Pérez-Padilla R. Efectos cardiovasculares del tabaquismo. Neumol. cir. torax [revista en la Internet]. 2019 Mar [citado 2024 Ago 08]; 78(1): 56-62. Disponible en: http://www.scielo.org.mx/scielo.php?script=sci_arttext&pid=S0028-37462019000100056&lng=es. Epub 09-Nov-2020.

36. Gutierrez Baños JJ. Cigarrillo y Stroke. [Internet]2020. Disponible en: https://es.linkedin.com/pulse/cigarrillo-y-stroke-josé-gutierréz

37. Matamoros Cuadra PI. Pronóstico de la enfermedad cerebrovascular isquémica según factores de riesgo enero-noviembre 2018. Monografía para optar al título de especialista en Medicina Interna. Managua, Nicaragua. Universidad Nacional Autónoma de Nicaragua; 2019. Disponible en : https://repositorio.unan.edu.ni/11288/1/100403.pdf

38. Matías-Pérez D, Pérez-Campos E, García-Montalvo IA. Una visión genética del hipercolesterolemia familiar. Nutr. Hosp. [Internet]. 2015 Dic [citado 2022 Dic 12]; 32(6): 2421-2426. Disponible en: http://dx.doi.org/10.3305/nh.2015.32.6.9885.

39. García Pastor A, Cancio Martínez E, Rodríguez Yañez M, Alonso de Leciñana M, Amaro S, Arenillas JF, et al. Recomendaciones de la Sociedad Española de

Neurología para la prevención del ictus. Actuación sobre los hábitos de vida y la contaminación atmosférica. Neurología 36 (2021) 377—387. Disponible en : https://www.elsevier.es/es-revista-neurologia-295-articulo-recomendaciones-sociedad-espanola-neurologia-prevencion-S0213485320302280

40. Rivero Truit FA, Pérez Rivero V. Intervención educativa para la prevención de complicaciones en pacientes con dislipidemia. Rev. Méd. Electrón. [Internet]. 2019 Dic [citado 2024 Mar 29]; 41(6): 1354-1366. Disponible en: http://scielo.sld.cu/scielo.php?script=sci_arttext&pid=S1684-18242019000601354&lng=es. Epub 31-Dic-2019.

41. Fonte Medina NC, Llanes Lobo J, Bencomo Fonte LM, Pérez Álvarez Y, Fonseca Medina Y. Marcadores aterogénicos y síndrome metabólico en la población urbana pinareña de adultos mayores. Rev Ciencias Médicas [Internet]. 2019 Feb [citado 2024 Mar 29]; 23(1): 79-89. Disponible en: http://scielo.sld.cu/scielo.php?script=sci_arttext&pid=S1561-31942019000100079&lng=es.

42.Palacio Portilla EJ, Roquer J, Amaro S, Arenillas JF, Ayo Martín O, Castellanos M , et al . Dislipidemias y prevención del ictus: recomendaciones del Grupo de Estudio de Enfermedades Cerebrovasculares de la Sociedad Española de Neurología. Neurología 37 (2022) 61—72. Disponible en : https://www.elsevier.es/es-revista-neurologia-295-avance-resumen-dislipidemias-prevencion-del-ictus-recomendaciones-S0213485320302991

43. Gómez Maldonado JG, Chavez Díaz MF, Silva Cañavera SM, Velandia Fonseca HA, Dussán Gorzón D et al.Sedentarismo amenaza silente en el accidente cerebrovascular isquémico-ACV. Scientific & Education Medical Journal.Vol.8,N°2,2022. Disponible en : https://www.medicaljournal.com.co/index.php/mj/article/download/110/209/553

44.Aguilera C, Labbé T, Busquets J, Venegas P, Neira C, Valenzuela A. Obesidad: ¿Factor de riesgo o enfermedad? Rev. méd. Chile [Internet]. 2019 Abr [citado 2024 Abr 26]; 147(4): 470-474. Disponible en: http://www.scielo.cl/scielo.php?script=sci_arttext&pid=S0034-98872019000400470&lng=es. http://dx.doi.org/10.4067/S0034-98872019000400470.

45. Angarica-Aguilar Y, Salazar-Rodríguez J, Herrera-Arrebato D, Despaigne-Carrión E, Hechevarría-Heredia M, Reina-Rodríguez C. Caracterización de la enfermedad cerebrovascular isquémica en pacientes diabéticos del Hospital Universitario Clínico Quirúrgico General Calixto García. Revista Finlay [revista en Internet]. 2023 [citado 2024 Feb 20]; 13(3):[aprox. 8 p.]. Disponible en: https://revfinlay.sld.cu/index.php/finlay/article/view/1265

46. Fuentes B, Amaro S, Alonso de Leciñana M, et al. Prevención de ictus en pacientes con diabetes mellitus tipo 2 o prediabetes. Recomendaciones del Grupo de Estudio de Enfermedades Cerebrovasculares de la Sociedad Española de Neurología. Neurologia. 2021 May;36(4):305-323. Disponible en:www.elsevier.es/Neurologia

47.González Gutiérrez CA, Melgara Canales A, Ferrufino Zamora C. Factores de riesgo predominantes en Enfermedad Cerebrovascular en pacientes ingresados en la sala de Medicina Interna del Hospital Victoria Motta-Jinotega de enero 2016 a junio 2016. Tesis para optar al título de médico cirujano. Facultad Regional Multidisciplinaria.UNAN CUR- MATAGALPA,2019. Disponible en : https://repositorio.unan.edu.ni/11257/

48. Ochoa Reina E, Pastrana Márquez Y. Fibrilación auricular e ictus isquémico. Revista Cubana de Medicina Física y Rehabilitación 2020;12(1):e411. Disponible en: https://www.medigraphic.com/pdfs/revcubmedfisreah/cfr-2020/cfr201g.pdf

49. Cruz Peña E, Arribas Pérez C, Domínguez Guerra LM, José Rodríguez A. Comportamiento clínico epidemiológico del infarto cerebral en pacientes portadores de fibrilación auricular. Revista Progaleno Vol 2(2)2019. Disponible en : http://www.revprogaleno.sld.cu/

50. Duarte J, Lobo R, Rhenals S, Ruiz J. Tendencias en la mortalidad por accidente cerebrovascular en el Departamento del Atlántico: 1985 a 2014. Tesis. Universidad del Norte. Barranquilla. 2020. Disponible en : https://manglar.uninorte.edu.co/handle/10584/9731

51. Sánchez Duque JA, Soto Vásquez JP, Cuadrado Guevara RA, Gómez González JF, Rodríguez Morales AJ. Estrategias de intervención Comunitaria en Salud en un Campamento Universitario Multidisciplinario de Investigación y Servicio. Rev Cubana Med Gen Integr [Internet]. 2019 Sep [citado 2024 Ago 22]; 35(3): Disponible en: http://scielo.sld.cu/scielo.php?script=sci_arttext&pid=S086421252019000300005&lng=es. Epub 01-Sep-2019

52. Hernández Sarmiento JM, Jaramillo Jaramillo LI, Villegas Alzate JD, Álvarez Hernández LF, Roldan Tabares MD, Ruiz Mejía C, et al. La educación en salud como una importante estrategia de promoción y prevención. Archivos de Medicina (Col), vol. 20, núm. 2, pp. 490-504, 2020. Disponible en: https://revistasum.umanizales.edu.co/ojs/index.php/archivosmedicina/article/view/3487

53. Guardia Gutiérrez MA, Ruvalcaba Ledezma JC. La salud y sus determinantes, promoción de la salud y educación sanitaria. Journal of Negative and No Positive Results, vol. 5, núm. 1, pp. 81-90, 2020. Disponible en : https://www.redalyc.org/journal/5645/564563417005/html/

54.Meza Miranda ER, Romero Espínola NR, Báez Ortíz EA. Factores de riesgo modificables de enfermedad cerebrovascular en pacientes que han sufrido un ictus. Rev. Nutr. Clin. Metab. 2021;4(4):24-31. Disponible en: https://revistanutricionclinicametabolismo.org/index.php/nutricionclinicametaboli smo/article/view/317/556

55.Córdova López PF. Estudio experimental de intervención educativa en conocimientos, actitudes y prácticas para ictus. Rev de la Facultad de Ciencias Médicas Universidad de Cuenca.Vol. 37 Núm.3(2019) Disponible en : https://publicaciones.ucuenca.edu.ec/ojs/index.php/medicina/article/view/2733

56.Pérez Rodríguez J, Álvarez Velázquez LL, Islas Hernández H, Rivera Alonso E. Factores de riesgo de enfermedades cerebrovasculares en adultos mayores de un consultorio médico de familia. Rev Ciencias Médicas [Internet]. 2019 [citado: fecha de acceso]; 23(6): 949-956. Disponible en: http://revcmpinar.sld.cu/index.php/publicaciones/article/view/4072

Anexo 1. Cuestionario individual.

- Nombre y apellidos:

- Edad:

- Sexo:

- Factores de riesgo. Marque con una X:

  __Hipertensión Arterial

  __Diabetes Mellitus

  __Cardiopatía isquémica

  __Antecedentes de enfermedades cerebrovasculares

  __Hábito de fumar

Nombre y apellidos:

Edad:

Sexo:

Parte I. Conocimiento sobre enfermedad cerebrovascular.

1. Completa los espacios en blanco:

El Ictus se refiere a todo trastorno en el cual un área del encéfalo se afecta de forma

o __________por una isquemia o hemorragia.

La enfermedad cerebrovascular constituye la_________causa de muerte.

Los factores de riesgo de las enfermedades cerebrovasculares se clasifican en

_________o ________.

2. Marque con una X cuales usted considera que sean enfermedades cerebrovasculares:

Infarto cerebral.

Hemorragia intraparenquimatosa.

Migraña.

Asintomática.

Trauma craneal.

Demencia vascular.

Hemorragia subaracnoidea.

Neuropatía diabética.

Encefalopatía hipertensiva.

Ataque transitorio de isquemia.

<u>**Parte II. Conocimiento sobre factores de riesgo de enfermedad cerebrovascular.**</u>

1. Marque con una x los que usted considere que constituyen factores de riesgo de enfermedades cerebrovasculares:

Hábito de fumar.

Consumo diario de café.

Hipertensión Arterial.

Diabetes Mellitus.

Adolescencia.

Cardiopatía isquémica.

Antecedentes de enfermedades cerebrovasculares.

Bajos niveles de colesterol en sangre.

Uso de tabletas anticonceptivas.

Práctica sistemática de ejercicio físico.

2. Marque V o F:

__Presentar factores de riesgo influye a que aparezcan enfermedades cerebrovasculares.

__El control de la Diabetes Mellitus es crucial para prevenir las enfermedades cerebrovasculares.

__La hipertensión arterial descompensada no desencadena una enfermedad cerebrovascular.

3. Marque V o F

___ No existe relación entre la enfermedad cerebrovascular y la Diabetes Mellitus.

___El hábito de fumar es un factor de riesgo importante para la aparición de estas enfermedades.

___La enfermedad cerebrovascular es más frecuente en personas jóvenes.

___Presentar varios factores de riesgo aumenta el riesgo de enfermedades cerebrovasculares.

___Un estilo de vida saludable previene la aparición de enfermedades cerebrovasculares.

<u>**Anexo 3. Guía de revisión del cuestionario de conocimientos aplicado a los pacientes.**</u>

<u>**Nombre y apellidos:**</u>

<u>**Edad:**</u>

<u>**Sexo:**</u>

<u>**Parte I. Conocimiento sobre enfermedad cerebrovascular.**</u>

1. Completa los espacios en blanco:

El Ictus se refiere a todo trastorno en el cual un área del encéfalo se afecta de forma <u>transitoria</u> o <u>permanente</u> por una isquemia o hemorragia.

La enfermedad cerebrovascular constituye la <u>tercera</u> causa de muerte.

Los factores de riesgo de las enfermedades cerebrovasculares se clasifican en <u>modificables o no modificables.</u>

Valor: 40 puntos. Por completar correctamente las 5 opciones 40 puntos, 4 correctas 35 puntos, 3 correctas 30 puntos, 2 correctas 25 puntos, 1 correcta 20 puntos.

2. Marque con una X cuales usted considera que sean enfermedades cerebrovasculares:

Infarto cerebral.

<u>X</u> Hemorragia intraparenquimatosa.

Migraña.

<u>X</u> Asintomática.

Trauma craneal.

<u>X</u> Demencia vascular.

X Hemorragia subaracnoidea.

Neuropatía diabética.

Cefalea

X Encefalopatía hipertensiva.

X Ataque transitorio de isquemia.

Valor: 60 puntos. Por marcar las 6 correctas 60 puntos, 5 correctas 55 puntos, 4 correctas 50 puntos, 3 correctas 45 puntos, 2 correctas 40 puntos y 1 correcta 35 puntos. Por marcar una incorrecta se resta 1 punto.

La suma total de las preguntas es 100 puntos. Se considerará aprobado en el cuestionario aquel paciente que obtenga como mínimo 70 puntos del total de puntos.

Nivel de conocimiento adecuado: Cuando se obtiene una calificación mayor de 70 puntos.

Nivel de conocimiento inadecuado: Cuando se obtiene una calificación menor a 70 puntos.

Parte II. Conocimiento sobre factores de riesgo de enfermedad cerebrovascular.

1. Marque con una x los que usted considere que constituyen factores de riesgo de enfermedades cerebrovasculares:

X Hábito de fumar.

Consumo diario de café.

X Hipertensión Arterial.

X Diabetes Mellitus.

Adolescencia.

X Cardiopatía isquémica.

X Antecedentes de enfermedades cerebrovasculares.

Bajos niveles de colesterol en sangre.

X Uso de tabletas anticonceptivas.

Práctica sistemática de ejercicio físico.

Valor: 50 puntos. Por marcar las 6 correctas 50 puntos, 5 correctas 45 puntos, 4 correctas 40 puntos, 3 correctas 35 puntos, 2 correctas 30 puntos y 1 correcta 25 puntos. Por marcar una incorrecta se resta 1 punto.

2. Marque V o F:

_V_____Presentar factores de riesgo influye a que aparezcan enfermedades cerebrovasculares.

_V___El control de la Diabetes Mellitus es crucial para prevenir las enfermedades cerebrovasculares.

_F____La hipertensión arterial descompensada no desencadena una enfermedad cerebrovascular.

Valor: 25 puntos. Por 2 verdaderos 15 puntos, por cada uno 7.5 puntos. Por el falso 10 puntos.

3. Marque V o F

_F_ No existe relación entre la enfermedad cerebrovascular y la Diabetes Mellitus.

_V__El hábito de fumar es un factor de riesgo importante para la aparición de estas enfermedades.

_F_La enfermedad cerebrovascular es más frecuente en personas jóvenes.

___V___Presentar varios factores de riesgo aumenta el riesgo de enfermedades cerebrovasculares.

___V___Un estilo de vida saludable previene la aparición de enfermedades cerebrovasculares.

Valor: 25 puntos. Por 3 verdaderos 15 puntos, 5 puntos cada uno. Por los 2 falos 10 puntos, 5 puntos cada uno.

La suma total de las preguntas es 100 puntos. Se considerará aprobado en el cuestionario aquel paciente que obtenga como mínimo 70 puntos del total de puntos.

Nivel de conocimiento adecuado: Cuando se obtiene una calificación mayor de 70 puntos.

Nivel de conocimiento inadecuado: Cuando se obtiene una calificación menor a 70 puntos.

<u>**Anexo 4 . Programa Educativo.**</u>

"El Ictus en el siglo XXI".

Actividad 1.

<u>Tema:</u> Hora de conocernos.

<u>Sumario:</u> Presentación de cada uno de los pacientes del estudio.

<u>Objetivos:</u> Lograr que los pacientes se conozcan y logran un vínculo afectivo en el grupo.

<u>Tiempo:</u> 30 minutos.

<u>Método:</u> Conversación.

<u>Medios:</u> Tarjetas.

<u>Responsable:</u> Investigador principal.

<u>Técnica participativa empleada</u>: Por tarjetas.

<u>Procedimiento:</u> Cada uno de los pacientes del grupo coloca su nombre y algunas características de sí mismo que los identifiquen en una tarjeta y se lo enseña al resto del grupo. Así debe ocurrir con todos.

Actividad 2.

<u>Tema:</u> Generalidades de la enfermedad cerebrovascular.

<u>Sumario:</u>

- Comportamiento en Cuba y en el mundo de las enfermedades cerebrovasculares.

- Causas y tipos de enfermedades cerebrovasculares.

- Principales síntomas de las enfermedades cerebrovasculares.

Objetivos:

- Conocer el comportamiento en Cuba y el mundo de las enfermedades cerebrovasculares.

- Conocer las causas y tipos de enfermedades cerebrovasculares.

- Reconocer los principales síntomas de las enfermedades cerebrovasculares.

Tiempo: 90 minutos.

Método: Expositivo – Ilustrativo.

Medios: Pizarra, audiovisuales.

Responsable: Investigador principal.

Técnica participativa empleada: Preguntas y respuestas.

Procedimiento: Se expondrá de forma breve cómo se comporta en Cuba y en el mundo las enfermedades cerebrovasculares, y luego se realizarán preguntas y respuestas sobre los diferentes tipos y causas de enfermedades cerebrovasculares, así como algunos síntomas que se puedan presentar.

Actividad 3.

Tema: Mitos y realidades sobre las enfermedades cerebrovasculares.

Sumario:

- ¿Las enfermedades cerebrovasculares son hereditarias?

- ¿Es cierto que si ya tuve un episodio de ictus puedo volver a presentar otro?

- ¿Son prevenibles?

Objetivos:

- Conocer si las enfermedades cerebrovasculares son hereditarias.

- Determinar si un paciente que tuvo un episodio de ictus puede volver a presentar otro.

- Conocer si las enfermedades cerebrovasculares son prevenibles.

<u>Tiempo:</u> 45 minutos

<u>Método:</u> Expositivo – Ilustrativo.

<u>Medios:</u> Plegables, audiovisuales.

<u>Responsable:</u> Investigador principal.

<u>Técnica participativa empleada</u> (Al principio de la actividad): Mitos y

realidades.

<u>Materiales requeridos:</u> Ninguno.

<u>Procedimiento:</u> Se establecerán dos espacios en el aula, uno "Mitos" y el otro "Realidad" y se les explicará a los participantes que un mito es una creencia falsa que se transmite a cada generación y la realidad es lo cierto. Se les va a leer frases relacionadas sobre el tema y cada participante se dirigirá al espacio del aula que le corresponde. Cada participante debe explicar el porqué de su elección. Se realizará de forma dinámica.

Actividad 4.

<u>Tema:</u> Generalidades sobre los factores de riesgo de las enfermedades cerebrovasculares.

<u>Sumario:</u>

- Factores de riesgo de las enfermedades cerebrovasculares que se pueden modificar.

- Factores de riesgo de las enfermedades cerebrovasculares que no se pueden modificar.

<u>Objetivos:</u>

- Conocer los factores de riesgo de las enfermedades cerebrovasculares que se pueden modificar.

- Conocer los factores de riesgo de las enfermedades cerebrovasculares que no se pueden modificar.

- Describir los factores de riesgo de las enfermedades cerebrovasculares.

<u>Tiempo:</u> 90 minutos

<u>Método:</u> Elaboración conjunta.

<u>Medios:</u> Plegables, audiovisuales.

<u>Responsable:</u> Investigador principal.

<u>Técnica participativa empleada</u> (Al principio de la actividad): Lluvia de ideas.

<u>Materiales requeridos:</u> Ninguno.

<u>Procedimiento:</u> se procede a aplicar la técnica de reflexión "Lluvia de ideas" para realizar el debate del tema a trabajar. Al culminar la aplicación de la técnica participativa la facilitadora de la actividad expondrá con un lenguaje claro los principales factores de riesgo de las enfermedades cerebrovasculares y cuáles son modificables o no.

Actividad 5.

Tema: Practico y ejercito cómo medir la presión arterial.

Objetivos: Precisar el algoritmo y requisitos para la medición de la presión arterial.

Tiempo de duración: 2 horas.

Vía: Talleres reflexivos.

Métodos: Debate.

Procedimientos: Explicación, análisis y síntesis.

Técnica: Preguntas y respuestas.

Medios: Pancartas de cartulina, papelógrafo y Material de Oficina.

Actividades:

Introducción: Se iniciará la sesión recordando aspectos del encuentro anterior sobre_el proceder para la práctica y el ejercicio de cómo medir la TA.

Actividad Principal

Primer momento.

En esta actividad es de gran importancia la presencia de las enfermeras y médicos del Consultorio, pues ellos serán responsables de conjunto con la investigadora desarrollar la actividad. Se propone dividir el grupo de pacientes al azar, en dos subgrupos: A y B. En cada uno de ellos debe existir representaciones de todas las edades, mayores de 19 años.

Grupo A: Evaluadores. (Un médico y una enfermera)

Grupo B: Evaluados. (Un médico y una enfermera)

Cada grupo será evaluado al tomar muestras de presión arterial en los pacientes seleccionados, mediante la técnica de ponencia y oponencia. Cada responsable de grupo llenará un formulario teniendo en cuenta la siguiente clasificación:

Clasificación de Tensión Arterial según cifras para adultos:

Tensión Arterial (TA sistólica) (mmHg) Normal hasta 120

Tensión Arterial (TA diastólica) (mmHg) hasta 80

Tensión Arterial Alta De 130 o más de 85. Basadas en el promedio de dos o más lecturas tomadas en cada una de dos o más tomas tras el escrutinio inicial. Cuando las cifras de tensión arterial sistólica o diastólica caen en diferentes categorías la más elevada de las presiones, es la que se toma para asignar la categoría de clasificación.

Por cifra de presión arterial:

TA SISTÓLICA TA DIASTÓLICA

Ligero 140 - 159   90 - 99

Moderado 160 - 179   100 - 109

Severo 180 - 210   110 - 119

Muy severo > 210   > 120

En un segundo momento de la actividad se realizará una bailoterapia

Cierre: Al final de la actividad se establecerá un debate sobre los estilos de vida de los pacientes y se les pedirá resumir en un papelógrafo las ideas principales para promover en ellos estilos de vida sanos.

Actividad 6.

Tema: Practico y ejercito cómo medir la glucemia.

Objetivos:

1. Pr isar el algoritmo y requisitos para realizar la medida de la glucemia.

<u>Tiempo de duración:</u> 2 horas.

<u>Vía:</u> Talleres reflexivos.

<u>Métodos:</u> Elaboración Conjunta.

<u>Procedimientos:</u> Explicación, análisis y síntesis.

<u>Técnica:</u> Preguntas y respuestas, dibujos generadores de reflexión.

<u>Medios:</u> Pancartas de cartulina, glucómetro y Material de Oficina.

<u>Actividades:</u>

<u>Introducción:</u> Se iniciará la sesión haciendo un comentario sobre la enfermedad cerebrovascular y sus factores de riesgo.

<u>Actividad Principal.</u>

En esta actividad es de gran importancia la presencia de los especialistas o técnicos del Laboratorio Clínico, serán los responsables de conjunto con la investigadora de desarrollar la actividad.

Se procede a explicar la metodología y los requisitos para una toma adecuada de la glucemia capilar mediante el empleo del glucómetro Suma portátil pasando a la ejecución de la misma posteriormente.

Una vez concluida la medición de la glucemia, se invita a los participantes a buscar su pareja, tomarse de las manos y efectuar 10 sentadillas.

<u>Cierre:</u> Para culminar la sesión se realizará la técnica participativa "Dibujos generadores de reflexión", evaluando y reforzando el conocimiento impartido.

Actividad 7.

<u>Tema:</u> "Deja de fumar por tí y tu familia"

<u>Sumario:</u>

- Daños del hábito de fumar para tu salud y la de tu familia.

- ¿A dónde dirigirse si quiero dejar de fumar?

- ¿En qué influye el hábito de fumar en las enfermedades cerebrovasculares?

- Consejos generales para dejar de fumar.

<u>Objetivos:</u>

- Identificar los daños del hábito de fumar para tu salud y la de tu familia.

- Conocer a dónde debe dirigirse para dejar el hábito de fumar.

- Conocer en qué influye el hábito de fumar en las enfermedades cerebrovasculares.

- Demostrar consejos generales para dejar de fumar.

<u>Tiempo:</u> 90 minutos

<u>Método:</u> Expositivo – Ilustrativo.

<u>Medios:</u> pancarta y pizarra.

<u>Responsable:</u> Investigador principal y Psicóloga del GBT.

<u>Técnica participativa empleada:</u> Crucigrama.

<u>Materiales requeridos:</u> Ninguno.

<u>Procedimiento:</u> En esta actividad se aplicará la técnica del crucigrama, que consiste en llenar los espacios de un crucigrama previamente colocado en la pizarra, donde la palabra clave es "daños". Cada uno de los participantes se dirigirá a colocar el daño. Después de culminada está dinámica la Psicóloga del GBT tendrá una pequeña

intervención en la que le explicará a los pacientes a dónde deben dirigirse para dejar de fumar.

Actividad 8.

<u>Tema:</u> Dieta saludable: tu mejor opción.

<u>Sumario:</u>

1. Definición de dieta saludable.

2. Determinar que alimentos son saludables y cuáles no.

<u>Objetivos:</u>

1. Conocer la definición de dieta saludable.

2. Identificar alimentos saludables y no saludables.

3. Concientizar al paciente a llevar una dieta saludable.

<u>Tiempo:</u> 45 minutos

<u>Método:</u> Expositivo – Ilustrativo.

<u>Medios:</u> pancarta.

<u>Responsable:</u> Investigador principal.

<u>Técnica participativa empleada:</u> Juegos didácticos.

<u>Materiales requeridos:</u> Mesa.

<u>Procedimiento:</u> En esta actividad se le pedirá a cada uno de los pacientes que están participando en la intervención que traigan algún alimento, ya sea frutas, verduras, dulces o cereales. En el aula se colocarán dos mesas, cada una con una identificación, Mesa 1"Alimentos saludables" y Mesa 2 "Alimentos no saludables" y se les

explicará en que consiste la dinámica. Cada paciente escogerá un alimento y lo pondrá en la mesa que el crea a la que pertenece el mismo.

Actividad 9.

Tema: Practica ejercicio físico.

Sumario:

1. Importancia de practicar ejercicio físico regular para mejorar el estilo de vida.

Objetivos:

1. Conocer la importancia de practicar ejercicio físico regular para mejorar el estilo de vida.

Tiempo: 90 minutos

Método: Expositivo – Ilustrativo.

Medios: pancartas.

Responsable: Investigador principal.

Técnica participativa empleada: Lluvia de ideas.

Materiales requeridos: Ninguno.

Procedimiento: Se llevará a cabo un debate sobre ¿Qué es el ejercicio físico? ¿Cómo practicar ejercicio físico según mi edad y las patologías que presento? ¿Qué importancia tiene la práctica de ejercicio físico de forma regular para prevenir enfermedades cerebrovasculares? Después de finalizado el debate se convocará a los participantes a incorporarse a realizar una camina saludable por la vida.

Actividad 10.

<u>Tema:</u> Resumiendo lo aprendido.

<u>Sumario:</u>

- Concepto de enfermedades cerebrovasculares.

- Tipos, causas y síntomas de las enfermedades cerebrovasculares.

- Factores de riesgo de las enfermedades cerebrovasculares modificables o no.

- Importancia de llevar un estilo de vida saludable.

- Despedida.

<u>Objetivos:</u>

- Conocer el concepto de enfermedades cerebrovasculares.

- Identificar los tipos, causas y síntomas de las enfermedades cerebrovasculares.

- Conocer los factores de riesgo de las enfermedades cerebrovasculares modificables o no.

- Conocer la importancia de llevar un estilo de vida saludable.

<u>Tiempo:</u> 2 horas.

<u>Método:</u> Elaboración conjunta.

<u>Medios:</u> pancartas, pizarra.

<u>Responsable:</u> Investigador principal.

<u>Técnica participativa empleada:</u> Preguntas y respuestas.

<u>Materiales requeridos:</u> Ninguno.

<u>Procedimiento:</u> Para dar por terminado el programa educativo se elaborarán una serie de preguntas, para resumir todo lo aprendido y determinar si ellos aprendieron todo lo relacionado con las enfermedades cerebrovasculares. Ellos elaborarán las

respuestas de forma conjunta y se dividirá el aula en varios grupos y se escogerá la respuesta más acertada. Para animar a los participantes de esta intervención se realizará un brindis.

Anexo 6. Formulario.

- ___Hábito de fumar.

- Hipertensión Arterial (Marque con una X):

  __Controlada

  __No controlada

  Presión arterial:

- Diabetes Mellitus (Marque con una X):

  __Controlada

  ___No controlada

  Glicemia:

TABLAS.

Tabla 1: Distribución de los pacientes según grupos de edades y sexo. CMF N°11. Policlínico Docente "Manuel Piti Fajardo". Santo Domingo.2023.

Grupo de edades	Sexo				Total	
	Femenino		Masculino			
	No.	%	No.	%	No.	%
50-54	7	20	4	11.4	11	31.4
55-60	9	25.7	15	42.8	24	68.6
Total	16	45.7	19	54.3	35	100

Tabla 2: Identificación de los factores de riesgo de enfermedad cerebrovascular según sexo. CMF Nº11. Policlínico Docente "Manuel Piti Fajardo". Santo Domingo.2023.

Factores de riesgo de enfermedades cerebrovasculares	Sexo				Total	
	Femenino		Masculino			
	No.	%	No.	%	No.	%
Cardiopatía isquémica	4	11.4	6	17.1	10	28.6
Hábito de fumar	4	11.4	8	22.8	12	34.3
Hipertensión Arterial	14	40.0	16	45.7	30	85.7
Diabetes Mellitus	10	28.6	8	22.8	18	51.4
Antecedentes de enfermedad cerebrovascular	1	2.8	4	11.4	5	14.3

x^2=2.850   p = 0.583

Tabla 3: Comparación de los conocimientos sobre tipos de enfermedad cerebrovascular antes y después del Programa Educativo. CMF N°11. Policlínico Docente "Manuel Piti Fajardo". Santo Domingo.2023.

Conocimientos sobre tipos de enfermedades cerebrovasculares	Antes del Programa Educativo		Después del Programa Educativo	
	No.	%	No.	%
Adecuado	8	22.8	29	82.8
Inadecuado	27	77.1	6	17.1

p = 0.001

Tabla 4: Comparación de los conocimientos sobre factores de riesgo de enfermedades cerebrovasculares antes y después del Programa Educativo. CMF Nº11. Policlínico Docente "Manuel Piti Fajardo". Santo Domingo.2023.

Conocimientos sobre factores de riesgo de enfermedades cerebrovasculares	Antes del Programa Educativo		Después del Programa Educativo	
	No.	%	No.	%
Adecuado	13	37.1	31	88.6
Inadecuado	22	62.8	4	11.4

p = 0.002

Tabla 5: Comparación de la Hipertensión Arterial antes y después del Programa Educativo. CMF Nº11. Policlínico Docente "Manuel Piti Fajardo". Santo Domingo.2023.

Hipertensión Arterial	Antes del Programa Educativo		Después del Programa Educativo	
	No.	%	No.	%
Controlada	11	31.4	25	71.4
No controlada	19	54.3	5	14.3

p = 0.000

Tabla 6: Comparación del hábito de fumar antes y después del Programa Educativo. CMF Nº11. Policlínico Docente "Manuel Piti Fajardo". Santo Domingo.2023.

Hábito de fumar	Antes del Programa Educativo		Después del Programa Educativo	
	No.	%	No.	%
Sí	23	65.7	19	54.3
No	12	34.3	16	54.7

p = 0.009

Tabla 7: Comparación de la Diabetes Mellitus antes y después del Programa Educativo. CMF N°11. Policlínico Docente "Manuel Piti Fajardo". Santo Domingo.2023.

Diabetes Mellitus	Antes del Programa Educativo		Después del Programa Educativo	
	No.	%	No.	%
Controlada	10	28.6	16	45.7
No controlada	8	22.8	2	5.7

p = 0.003